Automatisierte patienten-individuelle Finite-Elemente-Modellierung von Knochen-Implantat-Systemen

von

Stefan Fütterling

Tectum Verlag
Marburg 1999

Die Deutsche Bibliothek - CIP-Einheitsaufnahme
Fütterling, Stefan:
Automatisierte patienten-individuelle
Finite-Elemente-Modellierung von Knochen-Implantat-Systemen
/ von Stefan Fütterling
- Marburg : Tectum Verlag, 1999
Zugl: Univ. Diss. Tbingen 1999
ISBN 3-8288-8039-8

Tectum Verlag
Marburg 1999

Automatisierte patienten-individuelle Finite-Elemente-Modellierung von Knochen-Implantat-Systemen

Dissertation

der Fakultät für Informatik
der Eberhard-Karls-Universität zu Tübingen

zur Erlangung des Grades eines
Doktors der Naturwissenschaften (Dr. rer. nat.)

vorgelegt von
Dipl.-Ing. Stefan Fütterling
aus Ludwigsburg

Tübingen
1999

Tag der mündlichen Prüfung: 12. Februar 1999
Dekan: Professor Dr. K.-J. Lange
Erster Berichterstatter: Professor Dr.-Ing. W. Straßer
Zweiter Berichterstatter: Professor Dr. rer. nat. W. Rosenstiel

Danksagung

Die vorliegende Arbeit entstand während meiner Tätigkeit als wissenschaftlicher Mitarbeiter am Lehrstuhl für Graphisch-Interaktive Systeme des Wilhelm-Schickard-Instituts für Informatik (WSI-GRIS) an der Universität Tübingen. An dieser Stelle möchte ich mich ganz herzlich bei Herrn Prof. Dr.-Ing. Wolfgang Straßer für die wissenschaftliche Betreuung und Unterstützung meiner Arbeit sowie die zahlreichen wertvollen Hinweise bedanken. Herrn Prof. Dr. med. dent. Heiner Weber von der Poliklinik für zahnärztliche Implantologie der Universität Tübingen danke ich für die Einführung in die zahnmedizinische Problemstellung und Herrn Prof. Dr. Wolfgang Rosenstiel für das Interesse an meiner Arbeit und die Erstellung des Gutachtens.

Großer Dank gebührt meinen Kollegen am Institut, Herrn Dr. Reinhard Klein, Herrn Jörg Krämer und Herrn Gunther Liebich, die große Teile des Projekts mitentworfen, mitgestaltet und implementiert haben.

Weiterhin bin ich meinem Arbeitgeber, der IBM Deutschland GmbH und hier vor allem meinem Abteilungsleiter Herrn Karl Ernst Schnurer zu Dank verpflichtet, der mein Engagement in dem vorliegenden Projekt durch die befristete Teilzeitarbeit erst ermöglicht hat.

Letztendlich aber wäre meine Teilnahme an dem Projekt ohne die Geduld und Unterstützung meiner Frau Anja nicht möglich gewesen. Danke!

Tübingen, im Februar 1999
Stefan Fütterling

ii

Abstract

Computer assisted diagnosis and surgery planning systems (CAS) are becoming important tools for physicians in various areas in medicine, e.g. three-dimensional reconstruction and visualization of bones and organs for pre-operative surgery planning. One of these applications are biomechanical studies using the finite element method (*FEM*) in order to minimize the stresses induced into the supporting bone by different kinds of endosseous implants and thus enhance the longevity of the implants.

Biomechanical finite element studies have been made before, e.g. for dental and femoral implants, but these targeted fundamental research questions like implant design or bone-implant relations. These sudies mostly use CAD models, patient-individual implantation planning is not possible.

My work describes the concept and realization of an automated procedure to generate three-dimensional finite element models of individual patients' bones with implants inserted. The reconstruction of the individual bone geometry as well as the modeling of the material properties for the different types of bone is based on computed tomography (CT) data aquired from the patient. Every part of the system, the *medical FEM pipeline*, focuses on minimum user interaction and a high degree of usability in a clinical environment.

For this purpose various methods of image processing and segmentation, geometric reconstruction, modeling and mesh reduction, as well as finite element analysis were combined and largely extended. A complete set of reconstruction, modeling and analysis tools was implemented. It can be used for basic research as well as for individual surgery planning. Due to the modular concept, it can be easily enhanced.

The analysis results obtained for dental implants prove the high quality of the generated finite element models, so that the system can also be used in other areas of implantation planning.

iv

Kurzfassung

Systeme zur computerunterstützten Diagnose und Operationsplanung (Computer assisted diagnosis and surgery planning, *CAS*) werden zu wichtigen Werkzeugen für Ärzte in verschiedenen Bereichen der Medizin, wie z.b. bei der dreidimensionalen Rekonstruktion und Visualisierung von Knochen und Organen für die Vorbereitung von chirurgischen Eingriffen. Eine dieser Anwendungen ist die biomechanische Analyse von Knochen-Implantat-Systemen unter Verwendung der Methode der Finiten Elemente (*FEM*) mit dem Ziel, die von osseointegrierten Implantaten in den umgebenden Knochen eingeleiteten Spannungen zu minimieren und so die Haltbarkeit der Implantate zu erhöhen.

Die Finite-Elemente-Methode wurde bereits von einigen Autoren zur Klärung grundlegender Fragestellungen der Implantologie eingesetzt, z.B. zur Gestaltung von Implantaten oder zur Untersuchung der Wechselwirkungen zwischen Implantat und Knochen. Dabei handelt es sich jedoch um Einzelstudien, die meist CAD-Knochenmodelle verwenden. Eine patienten-individuelle Geometrie- und Materialmodellierung des Knochens zur Planung von prothetisch-implantologischen Versorgungen ist mit Hilfe dieser Systeme nicht möglich.

Im Rahmen meiner Arbeit habe ich ein weitestgehend automatisiertes System zur Generierung von Finite-Elemente-Modellen von Patientenknochen mit eingesetzten Humanimplantaten konzipiert und implementiert. Die Rekonstruktion der individuellen Knochengeometrie sowie die Modellierung der über den Knochenquerschnitt stark variierenden Materialeigenschaften basiert auf einem Computertomografie-Datensatz (CT) des Patienten. Dabei werden bei jedem Teilschritt des Modellierungsablaufs, der sogenannten *medizinischen FEM-Pipeline*, die Minimierung der Benutzerinteraktion und eine gute Handhabbarkeit im klinischen Einsatz angestrebt.

In der FEM-Pipeline werden verschiedene Methoden aus den Bereichen Bildbearbeitung und Segmentierung, geometrische Rekonstruktion und Modellierung, Reduktion von Netzen und Finite Elemente kombiniert und teilweise stark erweitert. Ein vollständiges Paket von Rekonstruktions-, Modellierungs- und Analysewerkzeugen wurde implementiert, das sowohl zur Erforschung grundlegender Fragestellungen als auch zur individuellen Implantationsplanung eingesetzt werden kann. Dank des modularen Konzepts können diese Werkzeuge leicht angepaßt und ergänzt werden.

Die für Zahnimplantate erhaltenen Analyseergebnisse zeigen die hohe Qualität der generierten Finite-Elemente-Modelle und legen eine Anwendung in weiteren Gebieten der Implantationsplanung nahe.

Inhaltsverzeichnis

1 Einleitung   **1**
  1.1 Das Projekt Kiefermodellierung   2
  1.2 Zahnärztliche Implantologie   4
      1.2.1 Osseointegrierte Implantate   4
      1.2.2 Implantatgetragener Zahnersatz   5
      1.2.3 Verankerung der Implantate im Kieferknochen   6
      1.2.4 Implantatverlust und strukturmechanische Analyse   7
  1.3 Die Methode der Finiten Elemente   8
  1.4 Die medizinische FEM-Pipeline   9
      1.4.1 Geometrische Modellierung   9
      1.4.2 Finite-Elemente-Modellierung   12
      1.4.3 Implementierung   14
  1.5 Aufbau der Arbeit   14

2 Vorarbeiten   **15**
  2.1 Vorarbeiten an der Zahnklinik   16
  2.2 Vorarbeiten am WSI/GRIS   17
      2.2.1 Geometrische Modellierung   17
      2.2.2 Die Tübinger MEDStation   17
  2.3 Vorarbeiten zur FE- und Materialmodellierung   19
      2.3.1 Arbeiten mit zweidimensionalen FE-Modellen   19
      2.3.2 Arbeiten mit dreidimensionalen CAD-Kiefermodellen   20
      2.3.3 Arbeiten mit realer Kiefergeometrie   21
      2.3.4 Schlußfolgerungen aus diesen Arbeiten   22

3 Datenakquisition und Segmentierung   **23**
  3.1 Datenakquisition   24
      3.1.1 Computertomographie (CT)   24
      3.1.2 Kernspintomographie (MR, Magnetic Resonance)   26
  3.2 Segmentierung   27
      3.2.1 Segmentierung der äußeren Kieferform   28
      3.2.2 Segmentierung der inneren Knochenstrukturen   31
      3.2.3 Konsequenz aus den Segmentierungsproblemen   32
      3.2.4 Segmentierung mit der MEDStation   33
      3.2.5 Einfache Segmentierungswerkzeuge   35
  3.3 Datenrepräsentation   35

4 Dreidimensionale Rekonstruktion   **37**
   4.1   Der Marching-Cubes Algorithmus 38
       4.1.1   Grundidee des MC-Algorithmus 38
       4.1.2   Auflösung topologischer Mehrdeutigkeiten 40
       4.1.3   Netztopologie und Anti-Gridsnapping 41
       4.1.4   Datenreduktion durch Grid-Snapping 42
       4.1.5   Treppenstufenartefakt und Boxfilterung 43
       4.1.6   Abschließende Skalierung des Modells 45
   4.2   Durchführung einer MC-Rekonstruktion 46
   4.3   Marching-Cubes Beispiele 47
   4.4   Rekonstruktion aus Konturen 48

5 Reduktion der Oberflächenmodelle   **51**
   5.1   Anforderungen an den Reduktionsalgorithmus 52
   5.2   Beschreibung des Reduktionsalgorithmus 53
       5.2.1   Der Hausdorff-Abstand als globales Fehlermaß 53
       5.2.2   Vertexentfernung und Retriangulierung 54
       5.2.3   Vermeidung von Selbstdurchdringungen 56
       5.2.4   Der Multiresolution-Ansatz 56
   5.3   Programme 58

6 Modellierung der Implantate   **59**
   6.1   Generierung der Implantatmodelle 60
   6.2   Positionierung der Implantate 61
   6.3   Der allgemeine Schnitt-Algorithmus 62
       6.3.1   Beschreibung des Schnittalgorithmus 62
       6.3.2   Fehlerkontrollierte Reduktion der Schnittlinie 63
       6.3.3   Retriangulierung entlang der Schnittlinie 64
   6.4   Der Schnitt-Algorithmus für Zahnimplantate 64

7 Finite-Elemente-Modellierung   **67**
   7.1   Mathematische Grundlagen der FEM 68
   7.2   Die FE-Systeme *PATRAN* und *ABAQUS* 69
   7.3   Geometrieimport nach *PATRAN* 71
   7.4   Vernetzung mit Finiten Elementen 75
       7.4.1   Abschluß der Geometriemodellierung 76
       7.4.2   Definition von Mesh Seeds 76
       7.4.3   Vernetzung 77

8 Materialmodellierung   **79**
   8.1   Materialeigenschaften von Knochen 80
   8.2   Maßeinheiten 82
   8.3   Zuweisung der Materialdefinitionen 83
   8.4   Zuweisungsstatistik und Remeshing 85
   8.5   Vergleich mit homogenen Kiefermodellen 85

9 FE-Analyse und -Ergebnisse   **87**

9.1   Definition von Belastungsfällen 88

9.2   Durchführung der Analyse 90

9.3   Interpretation der Ergebnisse 90

9.4   Vergleich mit Ergebnissen anderer Autoren 93

10 Zusammenfassung und Ausblick   **95**

10.1 Zusammenfassung der Arbeit 96

    10.1.1 Motivation für das Projekt 96

    10.1.2 Modellierungsschritte und Neuerungen 96

    10.1.3 Vergleich mit anderen Anwendungssystemen 98

    10.1.4 Vergleich mit FE-Studien anderer Autoren 98

10.2 Ausblick 99

Literatur   **101**

Abbildungsverzeichnis

1.1 Röntgenaufnahme eines osseointegrierten Zahnimplantats 4
1.2 Röntgenaufnahme einer implantatgestützten Brücke. 5
1.3 Schnitt durch den menschlichen Unterkiefer. 6
1.4 Spannungsverteilung in einem einfachen Kiefermodell 8
1.5 Medizinische FEM-Pipeline, Teil 1 10
1.6 Medizinische FEM-Pipeline, Teil 2 13

2.1 Kiefermodell der Zahnklinik [BGW95] 16
2.2 Benutzungsschnittstelle der MEDStation 18

3.1 CT-Aufnahme und rekonstruierte Hautoberfläche 24
3.2 Houndsfield-Skala 25
3.3 Partialvolumeneffekt 26
3.4 MR-Aufnahme und rekonstruiertes Kleinhirn 26
3.5 CT-Originalaufnahme und segmentiertes Bild 27
3.6 Grauwertbereiche einer CT-Aufnahme 28
3.7 Artefakte durch Plomben 29
3.8 Hinterschneidungen 30
3.9 Kiefergelenk in einer CT-Aufnahme 30
3.10 Kiefergelenk nach der Rekonstruktion 31
3.11 Festlegung der Grenze Korticalis - Spongiosa 32
3.12 Segmentierung mit der MEDStation 34
3.13 Konturstapel eines Femurs 36

4.1 Ein Würfel im Gitter der Eingabedaten [Lie96]. 38
4.2 Bereits berechnete Kanten im MC 39
4.3 Interpolation im MC Algorithmus 39
4.4 Topologische Mehrdeutigkeit 40
4.5 Oberflächendurchgang durch Würfelecke 41
4.6 Degeneration von Dreiecken an Würfelecken 42
4.7 Kleine Dreiecke im MC 42
4.8 Treppenstufenartefakt des MC 43
4.9 Boxfilterung 44
4.10 Verringerung des Treppenstufenartefaktes des MC 44
4.11 Boxfilterung 45
4.12 Weitere Beispiele für die MC-Rekonstruktion 47
4.13 Design einer individuellen Hüftendoprothese 48
4.14 Femur mit Treppenartefakt und Lücken 49

4.15 Verschneiden von Konturen bereits in den Schichten 50

5.1 Reduktion von Dreiecksnetzen und MR-Modell 52
5.2 Unsymmetrie des einseitigen Hausdorffabstandes 53
5.3 Erweiterung des Hausdorffabstands um topologische Korrespondenz . 54
5.4 Neuberechnung des potentiellen Fehlers 54
5.5 Geometrieabhängige Triangulierung 55
5.6 Drei LODs eines reduzierten Kiefers 55
5.7 Selbstdurchdringung nach der Reduktion 56
5.8 Die Oberfläche des Multiresolution-Viewers 57

6.1 Implantatformen 60
6.2 Positionierprogramm für Implantate 61
6.3 Nachbarschaften beim Schnitt 62
6.4 Allgemeiner Schnittalgorithmus: Schnittergebnis 63
6.5 Allgemeiner Schnittalgorithmus: Reduktion 63
6.6 Allgemeiner Schnittalgorithmus: Retriangulierung 64
6.7 Retriangulierung beim Verschneiden 65
6.8 Ergebnis des speziellen Schnitt-Algorithmus 66

7.1 Datenfluß bei der Arbeit mit *PATRAN* und *ABAQUS*. 69
7.2 Benutzungsoberfläche von *PATRAN*. 70
7.3 Der parametrisierte bikubische Patch 73
7.4 Entartung des bikubischen Patches zum ebenen Dreieck 74
7.5 Tetraeder-Elementtypen 77
7.6 Vernetztes Kiefermodell 78

8.1 Zuordnung der Elastizitätsmodule - Grauwerte 81
8.2 Zuordnung der Materialdefinitionen im CT 82
8.3 Lage eines Tetraeders im Voxeldatensatz 84

9.1 Kräfte am Kiefermodell 88
9.2 Kiefermodell mit Belastungsfall 89
9.3 von-Mises-Spannung Gesamtkiefer 90
9.4 maximale Druckspannung am Bohrloch 91

Tabellenverzeichnis

2.1 Vergleich der eigenen Modellbildung mit anderen Autoren (I). 20

2.2 Vergleich der eigenen Modellbildung mit anderen Autoren (II). 21

8.1 Materialeigenschaften von Knochen und Titan 80

9.1 Vergleich der Ergebnisse mit anderen Autoren (I). 92

9.2 Vergleich der Ergebnisse mit anderen Autoren (II). 93

Kapitel 1

Einleitung

Die computerunterstützte Diagnose und präoperative Planung von chirurgischen Eingriffen und anderen Behandlungsarten (Computer assisted diagnosis and surgery planning, *CAS*) nimmt in immer mehr Bereichen der modernen Medizin eine wichtige Rolle ein. Viele dieser Verfahren basieren auf Patientendaten, die mit Hilfe von Computer- und Kernspintomografen gewonnen werden. Dabei hat sich die Nutzung dieser tomografisch erfaßten Patientendaten von der anfänglichen reinen Betrachtung von zweidimensionalen Schichtaufnahmen bis zur dreidimensionalen Rekonstruktion und Visualisierung von Organen, Arterien, Tumoren und Knochen weiterentwickelt, auf deren Grundlage die Beurteilung der Erkrankung und die Planung der Behandlung erfolgt.

Neueste Forschungs- und Anwendungsgebiete sind unter anderem die Operationsplanung, die Neurochirurgie, das Design von Prothesen und Humanimplantaten, die Pfadplanung für roboterunterstützte Eingriffe ("Robodoc"), die virtuelle Endoskopie [HMK*97], die Bestrahlungsplanung [Klo94], die Simulation von gesichtschirurgischen Korrekturoperationen [KGG95] sowie die Aus- und Weiterbildung von Ärzten mit Hilfe von anatomischen Modelldatenbanken.

Ziele des Einsatzes dieser Computeranwendungen sind die Verbesserung des Behandlungserfolgs, die Vereinfachung der Diagnose und Entscheidungsunterstützung für den Arzt, sowie die Senkung der durch die Behandlung anfallenden Kosten und Folgekosten.

Dieses Kapitel stellt zunächst das Forschungsprojekt *Kiefermodellierung* vor, in dessen Rahmen auch diese Dissertation entstand. Danach werden die Grundbegriffe der zahnärztlichen Implantologie sowie die wichtigsten Merkmale von Zahnimplantaten und Eigenschaften des menschlichen Kieferknochens vorgestellt, deren Verständnis für die Generierung qualitativ hochwertiger Finite-Elemente-Modelle erforderlich ist. Nach einer kurzen Einführung in die Methode der Finiten Elemente (FEM) folgt eine Beschreibung des gesamten Rekonstruktions- und Simulationsablaufs, der im Rahmen meiner Arbeit als *medizinische FEM-Pipeline* bezeichnet wird. Ein Ausblick auf den Aufbau dieser Ausarbeitung beschließt das Kapitel.

1.1 Das Projekt Kiefermodellierung

Biologische Strukturen wie das menschliche Skelett passen sich in ihrer Form und
ihren Eigenschaften den physiologischen Belastungen optimal an [Wol92], so daß
mögliche negative Belastungsfolgen ständig durch Umbauvorgänge wie Knochenab-
bau und -anbau kompensiert werden. Das stomatognathe System ist permanent
solchen funktionellen Belastungen ausgesetzt: Beim Kauen, Schlucken, Sprechen
und Gähnen bewirken Kaudruck, Muskelkräfte und Weichteile eine mechanische
Beanspruchung des Kieferknochens, der Zähne und des Zahnersatzes.

In diesem Zusammenhang können besonders die mechanischen Belastungen, die
über osseointegrierte Zahnimplantate in den umgebenden Kieferknochen eingeleitet werden, das Gleichgewicht zwischen Knochenanbau und -abbau empfindlich
stören und bakterielle Vorgänge im Bereich zwischen Knochen und Implantat anre-
gen oder verstärken. Bei implantologisch-prothetischen Versorgungen führt dies im
ungünstigsten Fall zum Implantatverlust oder zur Schädigung des Kieferknochens
durch Atrophie [AD88, JcLB91, ea95].

Für Untersuchungen zur biomechanischen Beanspruchung bietet der Einsatz
von Finite-Elemente-Berechnungen an geeigneten Kiefermodellen vielversprechende
Möglichkeiten. So können unter anderem klinische Verlaufstudien mit den theore-
tisch ermittelten Ergebnissen verglichen und abgesichert werden.

Ziele des gemeinsamen Projekts *Kiefermodellierung* des *Wilhelm-Schickard-Insti-*
tuts für Informatik, Lehrstuhl Graphisch-Interaktive Systeme (WSI/GRIS, Prof.
Straßer) und der *Poliklinik für zahnärztliche Implantologie (Prof. Weber)* des *Zen-*
trums für Zahn-, Mund- und Kieferchirurgie (ZMK) der Universität Tübingen waren
daher:

- automatisierte Verfahren zur Rekonstruktion des menschlichen Kieferknochens
  anhand von patienten-individuellen CT-Aufnahmen zu entwickeln, sowie

- Werkzeuge zur biomechanischen Untersuchung von Kieferknochen und Zahnimplantaten auf Basis der Finite-Elemente-Methode (FEM) zur Verfügung zu
  stellen.

Neben der Klärung von grundlegenden Zusammenhängen und Mechanismen bei der
implantologisch-prothetischen Versorgung steht vor allem die patienten-individuelle
biomechanisch optimale Planung der Behandlung im Vordergrund, wie z.b. die Auswahl des bestgeeigneten Implantattyps, die Anzahl und Positionierung der Zahnimplantate und die Verankerung der Prothese mit dem Ziel, die mechanischen Belastungen gering zu halten und optimal auf den Kieferknochen zu verteilen.

Mit Hilfe dieser präoperativen Computersimulationen soll der Planungsvorgang
vereinheitlicht, der notwendige Planungsaufwand reduziert, Prognosen für den klinischen Erfolg der Implantation bei dem einzelnen Patienten abgeleitet und eine
erhebliche Erfolgssteigerung erzielt werden, was letztendlich den Patienten schonen
und die Gesamtkosten der implantologisch-prothetischen Behandlung senken kann.

Die in diesem Pilotprojekt entwickelten Werkzeuge und gewonnenen Erkennt-
nisse sollen dann auf weitere biomechanische und medizinische Fragestellungen aus-
gedehnt werden, z.B. auf die Planung von Hüft- und Knieendoprothesen in der
Orthopädie.

Die Akquisition der geeigneten Patientendaten erfolgt aus Computertomografieaufnahmen (CT) des Patienten. Diese sollen Aufschluß geben über die Lückentopografie, das Knochenvolumen und die periimplantären Knochenverhältnisse sowie über individuelle Abweichungen in der Anatomie des Patienten.
An die aus den Patientendaten rekonstruierten Kiefermodelle werden folgende Anforderungen gestellt:

- Die geometrische Modellierung muß möglichst genau erfolgen,

- der Rekonstruktionsprozeß soll weitestgehend automatisiert ablaufen,

- das Geometriemodell muß die exakte Modellierung von Kieferknochen, Zahnimplantaten und Zahnersatz sowie deren Visualisierung ermöglichen,

- eine Schnittstelle zum Finite-Elemente-System PATRAN [MSC98] ist bereitzustellen,

- das Geometriemodell muß mit physikalischen Daten zu einem Finite-Elemente-Modell erweiterbar sein,

- beliebige Belastungen und Muskelaktivitäten sollen simuliert werden können.

Beide Projektpartner haben auf ihren jeweiligen Teilgebieten bereits vielfältige Vorarbeiten geleistet, die im Kapitel 2 vorgestellt werden.
Mit der Zielsetzung, ein dreidimensionales patienten-individuelles Kiefermodell mit eingesetzten Zahnimplantaten weitestgehend automatisiert zu erstellen und mit Hilfe der Finite-Elemente-Methode biomechanisch zu untersuchen, geht das Projekt weit über die aktuell zur Verfügung stehenden Programme zur Planung von implantologisch-prothetischen Versorgungen hinaus. Diese beschränken sich im wesentlichen auf die Darstellung von zweidimensionalen klassischen Röntgenaufnahmen oder von CT-Datensätzen am Bildschirm, in die dann Umrißdarstellungen von Humanimplantaten wie z.B. Zahnimplantate und Hüftendoprothesen interaktiv eingesetzt werden können.
Diese Systeme erleichtern dem Arzt die Patientenverwaltung, das Studium der Daten mit Hilfe von digitalen Filtern und Schnittbildungen, die Auswahl des richtigen Implantattyps, die Positionierung der Implantate im Knochen, sowie die Bestimmung von Abständen zwischen mehreren Implantaten oder zu markanten Punkten im Röntgenbild bzw. Datensatz. Beispiele solcher Programme sind z.B. das Entwurfsmodul für individuelle Hüftendoprothesen der MEDStation (vgl. Abbildung 2.2 auf Seite 18 und Abbildung 4.13 auf Seite 48), das Planungsmodul für Bohrschablonen für Zahnimplantate der MEDStation, das momentan als Beta-Version erhältliche *Friacom* CT-Modul des Implantatherstellers Friatec [Fri98] zur Planung von Zahnimplantaten auf Basis von CT-Datensätzen oder das in [PBWK97] beschriebene System zur Planung von Hüftimplantationen.
Keines der genannten Systeme bietet jedoch die Möglichkeit der dreidimensionalen Rekonstruktion der Knochen und der daran anschließenden Finite-Elemente-Modellbildung mit eingesetzten Implantaten, um Festigkeitsberechnungen durchführen zu können.

4 KAPITEL 1. EINLEITUNG

1.2 Zahnärztliche Implantologie

Humanimplantate kommen heute in vielen Bereichen der Medizin als Ersatz für
verschlissene oder nicht mehr funktionstüchtige menschliche Körperteile zum Einsatz. Hier bildet der Einsatz von Implantaten in Knochen eines der wichtigsten
Anwendungsgebiete. Ein wichtiger Einsatzbereich für Implantate ist der menschliche Kiefer, wo die Implantate als künstliche Zahnwurzeln in den Knochen eingesetzt
werden.

Das Verständnis des gesamten Themenbereichs der Implantologie und im Rahmen unseres Projekts speziell der zahnärztlichen Implantologie ist eine wichtige Voraussetzung für eine erfolgversprechende Finite-Elemente-Modellbildung. Die wichtigsten Aspekte werden daher in diesem Abschnitt erläutert.

1.2.1 Osseointegrierte Implantate

Bei Implantaten, die in Knochen eingesetzt werden, werden zwei Vorgehensweisen
unterschieden, die Verankerung mit Hilfe eines Zements und die direkte Einbringung
in den Knochen. Bei der Implantation ohne die Verwendung von Zement zwischen
Knochen und Implantat spricht man von *Osseointegration*, da hier die Implantatoberfläche mit dem Knochen verwächst und eine mechanisch feste Verbindung eingeht. Heute ist die Osseointegration die bevorzugte Methode für die zahnärztlich
implantologisch-prothetische Versorgung.

Als Zahnimplantate werden heute Stifte und Stufenzylinder mit einem Durchmesser von 3 bis 4mm und einer Länge von 7 bis 15mm, in Ausnahmefällen bis
zu 20mm verwendet, die in Ausführungen mit und ohne Gewinde angeboten werden. Als Material kommt fast ausschließlich Titan zum Einsatz. Dieses Material ist
biologisch besonders verträglich und geht eine feste Verbindung mit dem Knochen
ein.

Das folgende Röntgenbild zeigt ein osseointegriertes Zahnimplantat im menschlichen Unterkiefer:

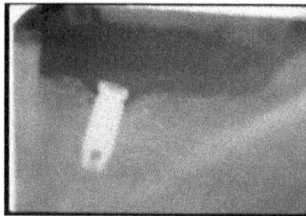

Abbildung 1.1: Röntgenaufnahme eines osseointegrierten Zahnimplantats

Weitere Anwendungsgebiete osseointegrierter Implantate sind Hüftendoprothesen
und Knieendoprothesen in der Orthopädie sowie Implantate in der Wiederherstel-
lungschirurgie.

Im Gegensatz zu diesen genannten Implantaten bezeichnet man Zahnimplantate
als *offene Implantate*, da sie sich nicht vollständig innerhalb des Körpers befinden,
sondern aus dem Körper in die Mundhöhle hineinragen.

1.2.2 Implantatgetragener Zahnersatz

Auf den in den Kieferknochen eingesetzten Implantaten können verschiedene Arten von Zahnersatz befestigt werden, wie z.b.

- eine Krone beim Einzelzahnersatz,

- eine Brücke; hierbei entfällt oft die Beschleifung gesunder Zähne als Pfeiler für die Suprakonstruktion,

- eine fest auf den Implantaten verankerte Prothese als Alternative zur herausnehmbaren, auf dem Kiefer aufliegenden Prothese. Hier werden meist je nach Bedarf 2 bis 6 Implantate mit einem Steg verbunden, auf den die Prothese fest aufgesetzt wird.

Dabei können abhängig von der Lückentopographie und dem Restzahnbestand des Patienten auch verschiedene Abstützungsformen für den Zahnersatz kombiniert werden, z.b.

- rein implantatgetragen,

- implantat-/parodontalgetragen, d.h. eine Seite einer Brücke ist auf dem Implantat, die andere auf einem Pfeilerzahn befestigt,

- implantat-/schleimhautgetragen, z.b. bei einem zahnlosen Kiefer mit einer vollen Prothese, die vorne auf einem implantatgetragenen Steg befestigt ist und hinten auf dem Kiefer aufliegt,

- implantat-/parodontal-/schleimhautgetragen, wie z.b. bei einer Vollprothese, die auf wenigen Restzähnen und einigen Implantaten aufgesetzt ist und auf dem Kiefer aufliegt.

Die folgende Röntgenaufnahme zeigt eine Brücke, die auf das in Abbildung 1.1 gezeigte Implantat aufgesetzt wurde. Sie ist seitlich auf natürlichen Pfeilerzähnen verankert und in der Mitte aufgrund der großen Lücke zusätzlich durch das Zahnimplantat gestützt:

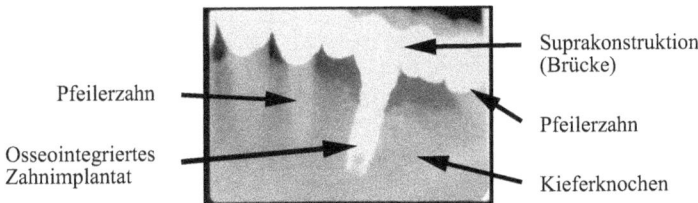

Abbildung 1.2: Röntgenaufnahme einer implantatgestützten Brücke.

Als Einführung für Patienten ist die Broschüre *Zahnärztliche Implantate, Allgemeine Patienteninformation* [mdHW96] von Prof. Weber empfehlenswert. Einen detaillierten Überblick über das Themengebiet der Implantologie vermittelt das Buch von Prof. Spiekermann [Spi94].

Die überwiegende Mehrheit der Patienten empfindet den implantatgetragenen Zahnersatz als deutliche Verbesserung gegenüber konventionellen Ersatzlösungen, vor allem hinsichtlich des festen Sitzes und der erhöhten Kaufähigkeit, aber auch aus ästhetischen Gesichtspunkten.

1.2.3   Verankerung der Implantate im Kieferknochen

Der menschliche Kieferknochen besteht aus zwei unterschiedlichen Knochentypen, der harten kortikalen Schale und der wesentlich weicheren spongiösen Füllung im Inneren. Die Dicke der Corticalis variiert dabei stark über die gesamte Kieferform und hängt sehr stark vom Patienten ab. Die Spongiosa setzt sich aus einer Vielzahl kleiner miteinander verbundener Knochenstücke zusammen, die unterschiedlich orientiert sind und Zwischenräume wechselnder Größe beinhalten.

Darüberhinaus führt der Mandibularkanal mit Nerven und Blutgefäßen durch diese Spongiosa. Das folgende Bild verdeutlicht den Aufbau des menschlichen Unterkiefers:

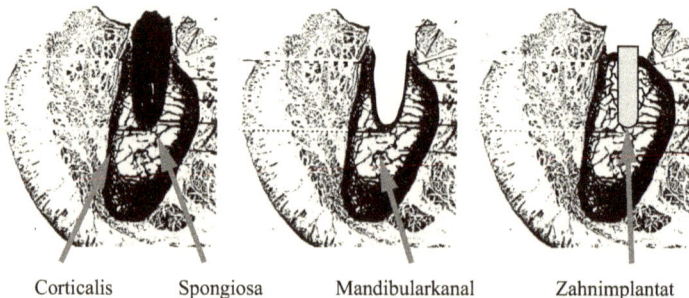

Corticalis   Spongiosa   Mandibularkanal   Zahnimplantat

Abbildung 1.3: Schnitt durch den menschlichen Unterkiefer.

Nach Verlust eines Zahns schließt sich die kortikale Oberfläche des Kiefers, so daß nach einigen Wochen die Bohrung für das Implantat erfolgen und das Implantat in den Knochen eingebracht werden kann. Dies erfolgt je nach Art des Implantats durch leichtes Einhämmern oder Einschrauben mit einem Drehmomentschlüssel.

Wichtig sind in diesem Zusammenhang die verschiedenen Knochenarten, geometrische Besonderheiten wie der Mandibularkanal, sowie die Lage des Zahnimplantats, da diese Gegebenheiten sich sehr stark auf die Modellbildung auswirken.

Für die Verankerung sollte aufgrund mechanischer Anforderungen ein gewisses minimales Knochenvolumen vorhanden sein. Falls diese Voraussetzung nicht erfüllt ist, kann der Kiefer mittels einer Sinusbogenelevation, einer Knochenimplantation z.B. aus dem Unterarm, oder mittels eines Knochenaufbaus unter Membranen erweitert werden.

Ideal ist die Verankerung des Implantats in der Corticalis. In der Literatur wird oft die bikortikale Verankerung erwähnt, bei der das Implantat an beiden Enden in der Corticalis des Kiefers verankert wird. Diese ist jedoch im Backenzahnbereich aufgrund des Nervs im Mandibularkanal mit Problemen behaftet.

Die Einheilung des Implantats erfolgt heute in zwei Phasen. Dabei wird nach der Einbringung des Implantats in den Knochen das Zahnfleisch über dem Implantat wieder geschlossen und nach der Einheilphase zur Befestigung der Suprakonstruktion wieder geöffnet.

1.2.4 Gründe für den Implantatverlust und Nutzen der strukturmechanischen Analyse

Bei der Feststellung, ob ein Patient für Zahnimplantate geeignete Voraussetzungen mitbringt, spielen neben allgemeinen Faktoren vor allem lokale Faktoren im Kieferknochen eine große Rolle. *Allgemeine Kontraindikationen* sind z.B. die eingeschränkte OP-Fähigkeit des Patienten, hämorrhagische Diathesen (z.B. bei Blutern), Abwehrschwächen des Immunsystems, insulinpflichtige Diabetes oder die Einnahme entzündungshemmender Medikamente. *Lokale Kontraindikationen* können in den anatomischen Voraussetzungen wie z.b. mangelndem Knochenvolumen, Zysten, Tumoren und Zahnwurzelresten, in einer unbehandelten Parodonthose oder in einer schlechten Mundhygiene begründet sein, da diese Entzündungen auf das Implantat übergreifen und einen Implantatverlust einleiten können.

Die Gründe für den Verlust von Implantaten können sehr unterschiedlich sein. Nach der erfolgreichen Einbringung ist zunächst die Einheilphase von entscheidender Bedeutung. Wird das Implantat in dieser Zeit durch mechanische Unruhe wie z.b. durch Kaueinwirkung oder Kontakt mit einer vorhandenen Prothese oder der Zunge an der Osseointegration behindert, so kann eine Schicht aus Schleimhaut den direkten Kontakt des Implantats mit dem Knochen verhindern. Diese Implantate können nicht für die Befestigung von Zahnersatz verwendet werden.

Nach der Einheilung können folgende Ursachen einen Implantatverlust begründen:

- endogene Ursachen, wie z.b. eine Allgemeinerkrankung an Diabetes,

- Materialunverträglichkeiten und Allergien,

- mechanische Fehl- oder Überbelastungen, die in der Regel zu einem Abbau des Knochens um das Implantat führen (Atrophie),

- insuffiziente Suprakonstruktionen, die z.b. die wirkenden Kaukräfte nicht optimal an die zur Verfügung stehenden Implantate ableiten,

- periimplantäre Infektionen und Entzündungen, die wiederum durch mechanische Belastungen verstärkt und angeregt werden können.

Da viele Ursachen direkt oder indirekt mit den mechanischen Belastungen im Zusammenhang stehen, kann eine *strukturmechanische Analyse* in der präoperativen Phase Aufschluß über die zu erwartenden mechanischen Spannungen im Kieferknochen des Patienten bei unterschiedlichen implantologischen Versorgungen hinsichtlich der Art, Anzahl und Positionierung der Implantate geben.

1.3   Die Methode der Finiten Elemente

In diesem Abschnitt wird die Methode der Finiten Elemente (FEM) kurz vorgestellt. Die mathematischen Grundlagen sowie die elastomechanischen Zusammenhänge, die zum Verständnis der Methode notwendig sind, werden im Abschnitt 7.1 erläutert.

Ausgangspunkt für die FEM ist eine kontinuierliche Beschreibung eines physikalischen Problems, die in Form von Differentialgleichungen mit Randwerten oder durch ein Extremalprinzip gegeben sein kann. Typische Anwendungsgebiete der Methode liegen z.b. in der Elastomechanik (Spannungen und Dehnungen in Bauteilen, Schwingungsverhalten, akustisches Verhalten), in der Thermodynamik (Temperaturverteilungen, Strömungen) und in der Elektrotechnik (Magnetfelder). Dabei können sowohl statische als auch dynamische Problemstellungen behandelt werden.

Das Grundgebiet des Problems, z.b. ein dreidimensionaler Körper, wird dann zunächst in kleine sogenannte *Finite Elemente* zerlegt, z.b. in Tetraeder oder Hexaeder. Nach dieser *Diskretisierung* wird in jedem Element für die gesuchte Funktion ein meist aus Polynomen bestehender *Ansatz* gewählt. In strukturmechanischen Ansätzen werden hier auch die Materialeigenschaften sowie der Zusammenhang zwischen Belastungen und daraus resultierenden Verformungen festgelegt.

Diese *Ansatzfunktionen* werden durch die Funktionswerte und gegebenenfalls Werte der partiellen Ableitungen in den *Knotenpunkten* (Nodes) der Elemente ausgedrückt. Das sich ergebende *Gleichungssystem* kann nun gelöst und dadurch die Funktionswerte in den Knotenpunkten ermittelt werden. Dies sind bei elastomechanischen Analysen typischerweise verschiedene Haupt- und Vergleichsspannungen sowie die Dehnungen. Abbildung 1.4 zeigt ein einfaches mit Hilfe des Geometriemoduls von Patran erstelltes Kiefermodell, das in der Anfangsphase des Projekts als Übungs- und Vergleichsmodell verwendet wurde:

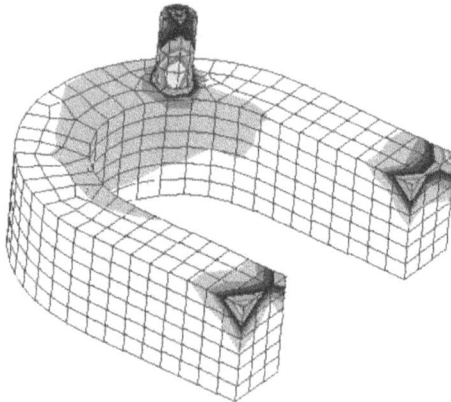

Abbildung 1.4: Spannungsverteilung in einem einfachen Kiefermodell mit einem darin verankerten stiftförmigen Implantat unter einfacher Belastung (Kaukraft)

1.4 Die medizinische FEM-Pipeline

Zur Generierung eines patienten-individuellen Finite-Elemente-Modells des Kiefer-knochens mit eingesetzten Zahnimplantaten sind eine Reihe von Schritten erforder-lich. Diese können in zwei Phasen eingeteilt werden, die *geometrische Modellie-rung* des Kieferknochens und der Implantate sowie die darauf aufbauende *Finite-Elemente-Modellierung*. Daran schließt sich die *Finite-Elemente-Analyse* und die Interpretation der Resultate an.

1.4.1 Geometrische Modellierung

Die erste Phase umfaßt die Schritte zur geometrischen Modellierung der Knochen-und Implantatoberflächen mit den folgenden Schritten:

- Aquisition der Patientendaten mittels CT oder MR,

- Segmentierung des Knochens aus den Schichtaufnahmen,

- dreidimensionale Rekonstruktion der Knochenoberfläche als Dreiecksnetz mit Hilfe eines erweiterten Marching-Cubes Algorithmus,

- Reduktion der hochaufgelösten Dreiecksoberfläche des Knochens,

- Positionierung der Zahnimplantate im Kieferknochen und Verschneidung der Oberflächennetze von Knochen und Implantaten.

Die im Rahmen dieser ersten Phase durchlaufenen Schritte zur Oberflächenmo-dellierung werden von T. Yoo [YF93] als medizinische Visualisierungspipeline be-zeichnet. Diese Schritte und die darauf aufbauenden Schritte zur Generierung eines FE-Modells werden in meiner Arbeit in Anlehnung an diesen Begriff als *medizini-sche Finite-Elemente-Modellierungspipeline (medizinische FEM-Pipeline)* bezeich-net. Bild 1.5 zeigt die Schritte der ersten Modellierungsphase im Zusammenhang.

Die zentralen Programme dieser ersten Phase - Marching-Cubes Algorithmus und fehlerkontrollierte Datenreduktion - wurden nicht nur mit dem Ziel der Generierung von Finite-Elemente-Modellen entwickelt, sondern im Hinblick auf ihre grundlegende Bedeutung und damit allgemeine Anwendbarkeit konzipiert. Sie können daher auch völlig unabhängig von einer Finite-Elemente-Modellierung zur Rekonstruktion und Visualisierung beliebiger Organe und Knochen des menschlichen Körpers verwendet werden. Sie werden in den Kapiteln 3 bis 5 eingehend erläutert und sind inzwischen an mehreren Instituten der Universität Tübingen im Einsatz, z.B. in der Neurora-diologie (vgl. Abb. 3.4 auf S. 26) und bei der Gerichtsmedizin zur Untersuchung von Unfall- und Kriminalitätsopfern (vgl. Abb. 4.12 auf S. 47).

Die Reduktionsprogramme für Dreiecksnetze werden darüber hinaus in wei-teren nicht-medizinischen Bereichen mit großem Erfolg eingesetzt, wie z.B. in der Automobilindustrie zur Visualisierung von Karosseriebauteilen und anderer CAD-Daten [KLS96, KK97] sowie bei der Darstellung von digitalen Landkarten, die Höhenangaben beinhalten (Digital Elevation Maps, WSI/GRIS-Projekt *FlyAway*, [KH96, KCOH98, KCOH97].

Die individuellen CT- oder MR-Patientendaten werden durch Segmentierung und
Oberflächenrekonstruktion mittels des Marching-Cubes Algorithmus in ein Oberflächennetz umgewandelt. Für die Rekonstruktion von Knochen sind CT-Daten
besonders geeignet, da sich der Knochen deutlich vom umgebenden Gewebe ab-
hebt. Andere Techniken zur Datenaquisition wie z.B. die Verwendung von 3D-
Laserscannern sind in unserem Fall ungeeignet, da der Knochen im Inneren des
Körpers des Patienten liegt.

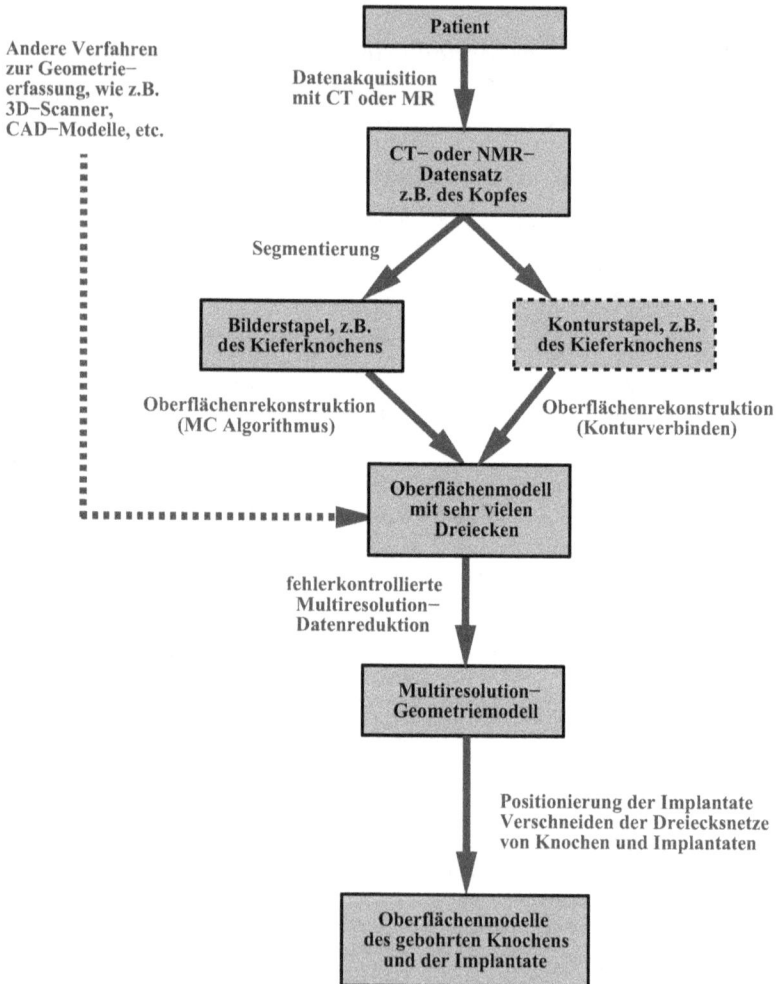

Abbildung 1.5: Übersicht zur medizinischen FEM-Pipeline, Teil 1: Geometrische
Modellierung der Knochenoberfläche und der Implantate

Die erhaltene Oberfläche stellt die individuelle Geometrie des Kieferknochens im Rahmen der Auflösung des CT genau dar. Da die Geometriemodelle im weiteren Verlauf jedoch nicht nur visualisiert, sondern auch als Eingabedaten für eine Finite-Elemente-Modellierung verwendet werden, muß besonders darauf geachtet werden, daß das vom Marching Cubes Algorithmus erzeugte Dreiecksnetz den strengeren FE-Anforderungen genügt. So wurde die Idee des Anti-Grid-Snappings eingeführt, um sicherzustellen, daß die Oberflächen 2-mannigfaltig sind.

Ein Problem des Marching Cubes (MC) Algorithmus ist es, daß er für eine vorgegebene Approximation der Geometrie unnötig viele Dreiecke erzeugt. Um bei der weiteren Verarbeitung des Oberflächenmodells mit praktikablen Datenmengen umgehen zu können, wird durch Datenreduktion ein vereinfachtes Modell geschaffen. Die Qualität der Approximation des vereinfachten Modells gegenüber dem ursprünglichen Oberflächenmodell wird durch die Kontrolle des geometrischen Fehlers (Hausdorffabstand) erreicht. Die meisten der bisherigen Datenreduktionsalgorithmen von Oberflächenmodellen erlauben keine globale Fehlerkontrolle. Dagegen ist die hier beschriebene fehlerkontrollierte Datenreduktion und der hierfür in dieser Arbeit entwickelte Algorithmus für beliebige Netze anwendbar [KLS96]. Jüngst wurden Algorithmen publiziert, die ebenfalls eine den globalen Fehler kontrollierende Datenreduktion von Dreiecksnetzen gestatten [KT96, CVM*96]. Im Gegensatz zu diesen erlaubt der hier vorgestellte neue Algorithmus jedoch zusätzlich die Erzeugung eines Multiresolution-Modells (MR-Modell) [Pup96, Lie96]. Mit diesem steht nicht nur ein einziges vereinfachtes Netz zur Verfügung. Vielmehr können aus dem MR-Modell durch Vorgabe einer ortsabhängigen Approximationsgenauigkeit interaktiv vereinfachte Netze extrahiert werden, d.h. eine Verfeinerung der reduzierten Kieferoberfläche im Bereich der Zahnimplantate ist somit möglich.

In das so gewonnene Oberflächenmodell des Kieferknochens werden nun die Zahnimplantate eingesetzt. Die Auswahl der Implantate und deren Positionierung im Kieferknochen erfolgt interaktiv mit Hilfe eines grafischen Positionierprogramms. Hiermit kann jedes Implantat beliebig verschoben und gedreht werden, wobei seine aktuelle Position im aufgeschnittenen Kieferknochen dargestellt wird.

Die Oberflächen der Implantate liegen ebenfalls als Dreiecksnetze vor. Nach Abschluß der Positionierung werden die Oberflächennetze von Knochen und Implantaten so miteinander verschnitten, daß die Form der Implantate unverändert bleibt und die entsprechenden Bohrungen aus der Knochenoberfäche entfernt werden. Dies entspricht dem physikalischen Vorgang des Bohrens und Einbringens der Implantate in der klinischen Praxis und stellt sicher, daß die Implantate und der Knochen identische Dreicksnetze im Bereich der Bohrung besitzen. Dies ist eine wichtige Voraussetzung für die Generierung von qualitativ hochwertigen FE-Modellen. Im unmittelbaren Bereich um die Bohrlöcher für die Implantate wird die Dreicksoberfläche des Knochens neu trianguliert, um durch die Verschneidung der Dreiecksnetze entstandene, für die FE-Modellierung ungünstige Dreiecke zu entfernen.

Ergebnis der ersten Phase sind die Oberflächennetze von Kiefer und Implantaten, wobei das Kiefermodell bereits die Bohrungen zum Einsetzen der Implantate enthält.

1.4.2   Finite-Elemente-Modellierung

Aufbauend auf dem Oberflächenmodell des Kieferknochens sind für die weitere Generierung eines Finite-Elemente-Modells in der zweiten Phase folgende Schritte erforderlich:

- Import der Dreiecksnetze in das Finite-Elemente-Programm *PATRAN* und
  Vernetzung des Knochens und der Implantate im Volumen mit Tetraedern
  (FE-Geometriemodell),

- Zuweisung von Materialeigenschaften an diese Tetraeder entsprechend dem
  gemittelten Intensitätswert aller im Element liegenden Voxels in den CT-
  Schichtaufnahmen und

- Definition eines oder mehrerer Belastungsfälle (Kaukräfte, Muskelkräfte, Gelenkreaktionen).

Zuerst werden die Dreiecksnetze der Implantate und des Kieferknochens mit den
Bohrungen in das sogenannte *Neutralfile*-Format konvertiert und in *PATRAN* ein-
gelesen. *PATRAN* ist ein kommerzielles Softwareprodukt zur Aufbereitung von FE-
Modellen [MSC98]. Es erlaubt die interaktive Durchführung der oben genannten
Schritte zur Generierung des FE-Modells.

Der nächste Schritt ist die Vernetzung der Oberflächenmodelle im Volumen mit
Tetraedern, so daß solide, tetraedrisierte Körper entstehen. Jeder Tetraeder im Kieferknochen und in den Implantaten stellt also ein Finites Element dar. *PATRAN*
bietet eine ganze Bibliothek verschiedener Elementtypen und Tetraedrisierungsalgo-
rithmen an, die über Kriterien wie die minimal und maximal zulässige Kantenlänge
der Elemente gesteuert werden können. Ein kompletter Unterkiefer kann so in mehrere Tausend bis einige Zehntausend Tetraederelemente zerlegt werden.

Die Zuweisung von Materialeigenschaften an die Tetraederelemente erfolgt durch
ein weiteres Programm, das die im Tetraeder liegenden Grauwerte des CT-Datensatzes ermittelt, den Mittelwert berechnet und mit Hilfe einer Tabelle einen für den
berechneten Grauwertbereich festgelegten Elastizitätsmodul zuordnet. Falls der
Grauwertunterschied innerhalb des Elements eine vorgegebene maximale Differenz
überschreitet, wird das Tetraederelement unterteilt oder die Tetraedrisierung mit
kleinerer maximal zulässiger Kantenlänge neu erzeugt. Durch die Materialmodellierung wird aus dem FE-Geometriemodell ein FE-Modell.

Die Definition des Belastungsfalls ist der letzte Schritt vor der FE-Analyse. Er
wird ebenfalls mit *PATRAN* durchgeführt und bietet die Möglichkeit, verschiedene
Kaukräfte auf die Implantate und Restzähne, Muskelkräfte am Kieferknochen und
Gelenkreaktionen an den Kondülen des Kieferknochens festzulegen. Typischerweise
wird ein FE-Modell mit einer ganzen Reihe verschiedener Belastungsdefinitionen
der strukturmechanischen Analyse unterzogen, um das Verhalten des Modells in
unterschiedlichen Belastungssituationen zu berechnen.

Als Ergebnis der Schritte aus Phase 2 erhält man ein fertiges FE-Modell, das von
PATRAN für den gegebenen Belastungsfall als lineares Gleichungssystem formuliert
und für den entsprechenden Löser als Eingabedatei aufbereitet wird.

Abbildung 1.6 zeigt die Schritte der zweiten Modellierungsphase der FEM-Pipeline bis zum fertigen FE-Modell mit Belastungsdefinitionen, das für die anschließende FE-Analyse fertig vorbereitet ist.

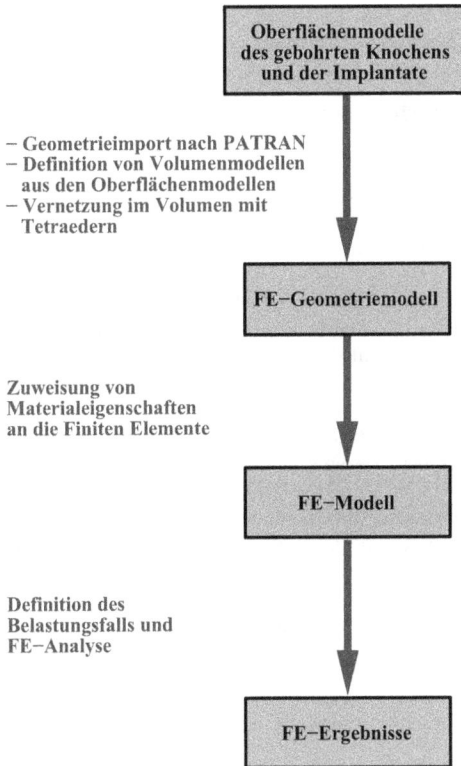

**Oberflächenmodelle
des gebohrten Knochens
und der Implantate**

− **Geometrieimport nach PATRAN**
− **Definition von Volumenmodellen
aus den Oberflächenmodellen**
− **Vernetzung im Volumen mit
Tetraedern**

FE−Geometriemodell

**Zuweisung von
Materialeigenschaften
an die Finiten Elemente**

FE−Modell

**Definition des
Belastungsfalls und
FE−Analyse**

FE−Ergebnisse

Abbildung 1.6: Übersicht zur medizinischen FEM-Pipeline, Teil 2: Finite-Elemente-Modellierung und anschließende Analyse

Die Lösung des durch das FE-Modell beschriebenen Gleichungssystems erfolgt mit Hilfe des kommerziellen FE-Lösers *ABAQUS*. Mit *PATRAN* können jedoch Eingabedateien für verschiedene kommerzielle FE-Lösungsprogramme generiert werden, so daß hier keine Abhängigkeit von einem bestimmten Solver-Programm besteht.

Die Visualisierung der berechneten Spannungen und Dehnungen erfolgt wiederum mit Hilfe von *PATRAN*. Hier werden eine Reihe verschiedener Visualisierungsmöglichkeiten angeboten, z.B. zur Darstellung der von-Mises Vergleichsspannung oder der berechneten maximalen Zug- und Druckspannungen.

1.4.3 Implementierung

Die Implementierung aller Algorithmen und Programme wurde in der Programmier-
sprache C++ unter dem Silicon Graphics UNIX-Derivat IRIX vorgenommen. Für
den Multiresolution-Viewer aus Kapitel 5 und für das Positionierprogramm im Kapitel 6 wurde *OSF/Motif* zur Erstellung der grafischen Benutzungsoberflächen und
OpenInventor für die grafische Darstellung der Modelle verwendet.

1.5 Aufbau der Arbeit

Nachdem in diesem Kapitel das Projekt *Kiefermodellierung* vorgestellt, die für das
Verständnis wichtigen Grundlagen wie die Besonderheiten der zahnärztlichen Implantologie beschrieben und die erstellte medizinische FEM-Pipeline erläutert wurden, beschäftigt sich das folgende Kapitel 2 mit den Vorarbeiten, auf denen unser
Projekt aufbauen konnte.

Die weitere Gliederung meiner Arbeit folgt dann im wesentlichen der medizinischen FEM-Pipeline. So befaßt sich das Kapitel 3 mit der Datenaquisition und
Segmentierung, Kapitel 4 mit der dreidimensionalen Rekonstruktion der Kiefergeometrie und Kapitel 5 mit der Reduktion des hochaufgelösten Oberflächenmodells
des Knochens. In Kapitel 6 wird die Plazierung der Implantate im Kiefer und die
daran anschließende Verschneidung der Oberflächennetze von Kieferknochen und
Implantaten beschrieben. Daran schließt sich im Kapitel 7 das Vernetzen der Oberflächenmodelle im Volumen und die Definition der Belastungsfälle an. Kapitel 8 behandelt die automatisierte Materialmodellierung. Kapitel 9 zeigt und interpretiert
die Ergebnisse der durchgeführten Finite-Elemente-Analysen, und vergleicht die berechneten Spannungen mit den Werten anderer Autoren. Abschließend werden im
Kapitel 10 die wesentlichen Aspekte dieser Arbeit nochmals zusammengefaßt, Fol-
gerungen abgeleitet und ein Ausblick auf mögliche Weiterentwicklungen in diesem
Themenbereich gegeben.

Kapitel 2

Vorarbeiten

Dieses Kapitel beschreibt die wichtigsten Vorarbeiten, die in den zahlreichen Teilgebieten der medizinischen FEM-Pipeline bereits geleistet wurden.

Langjährige Studien am *Zentrum für Mund-, Kiefer- und Zahnchirurgie (ZMK)* geben Aufschluß über die Wechselbeziehungen von Zahnimplantaten mit dem umgebenden Knochenmaterial und legen so die Grundlage für eine gezielte und erfolgreiche Finite-Elemente-Modellbildung.

Eine zentrale Rolle nehmen die umfangreichen Arbeiten in den Bereichen geometrische Modellierung und Visualisierung ein, die am Lehrstuhl für *Graphisch-Interaktive Systeme* durchgeführt wurden. Sie liefern die grundlegenden Algorithmen für die geometrische Modellierung des Kieferknochens und bilden die Basis für die zahlreichen neu erstellten Programme in der medizinischen FEM-Pipeline.

Im dritten Abschnitt werden die richtungsweisenden Arbeiten aus dem Bereich der Finite-Elemente-Modellierung von menschlichen Knochen und Implantatsystemen zur Klärung grundsätzlicher medizinischer Fragestellungen vorgestellt.

2.1   Vorarbeiten an der Zahnklinik

An der *Poliklinik für zahnärztliche Implantologie* wurden bereits seit mehreren Jahren von Prof. Dr. med. dent. Heiner Weber, Frau Ulrike Benzing und anderen umfangreiche Berechnungen und klinische Untersuchungen in verschiedenen Bereichen der implantologisch-prothetischen Versorgung von Patienten durchgeführt.

Zur Untersuchung der Krafteinleitung von der Suprakonstruktion in die Implantate wurden in-vivo Messungen mit Hilfe von Dehnmeßstreifen an Distanzhülsen von IMZ-Implantaten durchgeführt [Ben90].

Die Kaumuster von Patienten wurden im zahnlosen Unterkiefer vor der Implantation (mit der alten Prothese) und nach der Implantation mit der neuen implantatgestützten Prothese dreidimensional aufgezeichnet und mit einem speziell dafür entwickelten Programm standardisiert ausgewertet [BGW91].

Unter Einsatz der Theorie der elastisch gekoppelten Stäbe wurden Grenzbetrachtungen für verschiedene implantologisch-prothetische Situationen in Abhängigkeit von relevanten Parametern wie z.B. Knochenqualität, Steifigkeit der Suprastruktur und Implantatgeometrie durchgeführt.

Es wurde ein Programm zur Generierung eines parametrisiert aufgebauten Finite-Elemente-Modells für einen Unterkiefer entwickelt, in das frei wählbar nach einem beliebigen Zahnschema Zähne, Implantate, Lücken und Suprastrukturen eingesetzt werden können. An diesem Modell wurden erste Berechnungen zur Verformung unter Berücksichtigung verschiedener Belastungsformen und Muskelgruppen durchgeführt. Dieses Modell umfaßt jedoch maximal 3000 Finite Elemente und bietet nicht die Möglichkeit der einfachen Adaption an die Kiefergeometrie von Patienten. Es ist daher nur für grundlegende Betrachtungen bei geringer Elementanzahl geeignet. Abbildung 2.1 zeigt dieses CAD-Kiefermodell mit den daran angesetzten Muskeln:

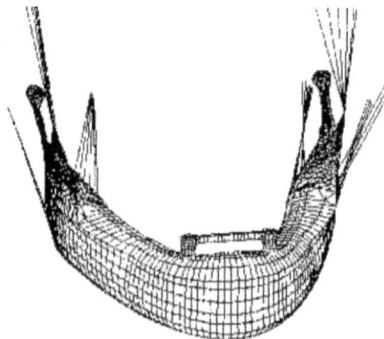

Abbildung 2.1: Kiefermodell der Zahnklinik [BGW95]

Weitere Veröffentlichungen aus den genannten Forschungsbereichen sind [BGW92, BW92, KWB92, Ben93, BWSE94, BGW95, BPWG95].

2.2 Vorarbeiten am WSI/GRIS

Am Lehrstuhl für *Graphisch-Interaktive Systeme* des *Wilhelm-Schickard-Instituts für Informatik* der Universität Tübingen (WSI/GRIS) wurden bereits umfangreiche Vorarbeiten in den Bereichen geometrische Modellierung und Visualisierung durchgeführt, die die Grundlage für die Rekonstruktion, Reduktion und Verschneidung von Knochen und Implantaten bilden. Für das Projekt *Kiefermodellierung* ist zudem die medizinische Workstation *MEDStation* von zentraler Bedeutung für die Verarbeitung und Segmentierung der medizinischen Bilddaten.

2.2.1 Geometrische Modellierung

Im Bereich der geometrischen Modellierung wurde von Dr. Reinhard Klein, Dipl.-Inf. Jörg Krämer und anderen zahlreiche Vorarbeiten geleistet, die als Basis der Kiefermodellierung dienen. So setzen alle Algorithmen und Programme auf dem bereits seit 1991 ständig weiterentwickelten *Object Based Modelling System (OBMS)* auf, einer Klassenhierarchie für Kurven- und Flächenbeschreibungen. Diese beinhaltet, ausgehend von grafischen Primitiven, eine Vielzahl von Kurven- und Flächenrepräsentationen sowie die zugehörigen Methoden. Besonders interessant sind die Klassen und Algorithmen für Triangulierungen (adaptiv, Delaunay [KK93, KK94, Kle93, Kle94, Kle96a]), sowie zur Verarbeitung und Reduktion von Dreiecksnetzen [Kle95, KS95, KSH95, KCOH96, KH96, KHK96].

2.2.2 Die Tübinger MEDStation

Bereits vor einigen Jahren begann am WSI/GRIS die Entwicklung einer medizinischen Workstation für den klinischen Einsatz, der sogenannten *MEDStation*. Diese bietet eine einfach zu bedienende Benutzungsschnittstelle zur Darstellung medizinischer Datensätze sowie eine Reihe von Anwendungen für den klinischen Einsatz. Darüberhinaus ist die MEDStation so offen konzipiert, daß neue Anwendungen auf dem MEDStation Framework erstellt und in die MEDStation integriert werden können.

Die MEDStation dient zunächst im klinischen Einsatz zur Verwaltung von Patientendaten, die meist im ACR-NEMA oder DICOM-Format vorliegen. Beim Laden eines Datensatzes hat der Anwender die Möglichkeit, alle oder nur einen Teil der Aufnahmen auszuwählen. Die Darstellung der Bilder erfolgt dann wie am klassischen Lichtkasten, wobei mehrere Bilder nebeneinander und in verschiedenen Vergrößerungen angezeigt werden können. Das Layout kann über Schaltflächen festgelegt werden.

Bild 2.2 zeigt die Benutzungsschnittstelle der MEDStation:

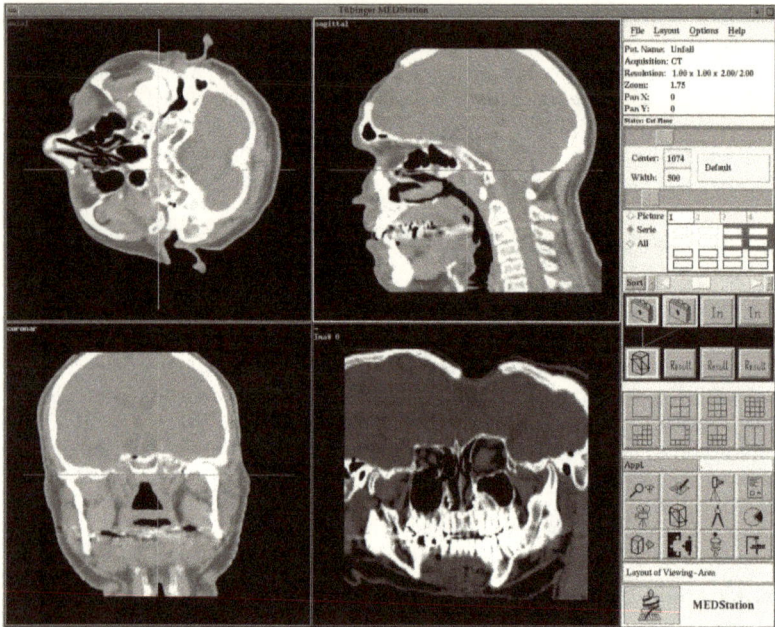

Abbildung 2.2: Benutzungsschnittstelle der MEDStation

Über die Helligkeit, die Angabe eines Schwellwerts und die Wahl des darzustellenden Grauwertbereichs aus den Aufnahmen können bestimmte Objekte in den Bildern hervorgehoben werden, wie z.B. Knochen. Verschiedene Filter und die Möglichkeit zur Festlegung von Schnittebenen vervollständigen die Darstellungsfunktionalität der MEDStation.

Im Rahmen des Projekts *Kiefermodellierung* ist neben der Darstellung und Konvertierung der Patientendaten vor allem die eingebaute Möglichkeit zur *Segmentierung* der Daten in der MEDStation wichtig, um den Kieferknochen aus den Bildern herauszutrennen. Sie wird im Kapitel 3.2.4 beschrieben.

Beispiele für MEDStation-basierte Anwendungen sind ein Entwurfsprogramm für individuelle Hüftendoprothesen und ein Programm zur Herstellung von Bohrschablonen zum Setzen von Zahnimplantaten, die ebenfalls in Zusammenarbeit mit Tübinger Kliniken erstellt wurden.

Weitere Informationen zur MEDStation, zu den zugehörigen Anwendungen sowie zur Entwicklungsumgebung bieten die Veröffentlichungen [Gru91, GFS*95, GWW*97, GLE*97, SLU*97].

2.3 Vorarbeiten zur Finite-Elemente- und Materialmodellierung

Verschiedene Autoren befassen sich in ihren Veröffentlichungen mit der geometrischen Rekonstruktion von Knochen und der darauf aufbauenden Finite-Elemente-Analyse dieser Knochen ohne und mit eingesetzten Implantaten. Die meisten dieser Arbeiten behandeln Zahn- oder Hüftimplantate und konzentrieren sich auf den Entwurf des Implantats bzw. der Prothese, die Schnittstelle und Wechselwirkungen zwischen Implantat und Knochen sowie die mechanischen Spannungen, die vom Implantat in das umgebende Knochengewebe eingeleitet werden.

In diesem Abschnitt werden daher die für das Projekt *Kiefermodellierung* wichtigen Arbeiten zur Finite-Elemente-Modellierung des menschlichen Kieferknochens und von Zahnimplantaten vorgestellt. Die Tabellen 2.1 und 2.2 stellen die im folgenden beschriebenen unterschiedlichen Ansätze der Modellbildung übersichtlich zusammen. Zum Vergleich werden diesen die von mir für das Projekt *Kiefermodellierung* gewählten Verfahren gegenübergestellt. Einen Überblick über weitere Veröffentlichungen aus diesem Bereich geben Korioth und Versluis [KV97].

2.3.1 Arbeiten mit zweidimensionalen FE-Modellen

Zahlreiche Arbeiten beschränken sich auf die zweidimensionale Betrachtung des Kieferknochens in der direkten Umgebung der Zahnimplantate. Ein Teil der Autoren verzichtet ganz auf die Modellierung der Kiefergeometrie und plaziert die Implantate in einem rechteckigen Knochenbereich [SS93, MWG95], wobei oft durch Annahme von Symmetrien das Modell weiter vereinfacht wird. Andere versuchen, die Knochenform besser in ihrer Modellbildung zu berücksichtigen und generieren zweidimensional Schnittmodelle des Knochens (Längs- oder Querschnitte) mit Hilfe eines CAD-Systems [ADPS96, CHAA96].

Die kortikale Außenschicht und das spongiöse Innere des Knochens können in diesen Modellen leicht durch die Festlegung einer eindeutigen Grenze modelliert werden, so daß diese Arbeiten meist zwei Knochenmaterialien verwenden.

Diese Modelle eignen sich für grundlegende Untersuchungen zu verschiedenen Implantattypen, -formen, -größen und -materialien, deren Spannungsinduktion in den Knochen unter verschiedenen Belastungsfällen qualitativ ermittelt und verglichen wird. Durch den eng abgegrenzten Bereich um das Implantat ist es auch möglich, kleine geometrische Strukturen wie z.B. Gewinde zu modellieren und zu betrachten.

Über die Gültigkeit solcher zweidimensionaler Ansätze zur Modellierung von Implantaten und Knochen gibt es unterschiedliche Meinungen: Ismail [IPF87] fand unterschiedliche Ergebnisse für zwei- und dreidimensionale Modelle desselben Problems, während Siegele und Soltesz [SS93] einzelne Ergebnisse ihrer zweidimensionalen Analysen mit dreidimensionalen Modellen bestätigen konnten. Durch die Beschränkung auf ein kleines Knochenvolumen um das Implantat können die Auswirkungen eines oder mehrerer Implantate auf den gesamten Kieferknochen nicht modelliert und verschiedene Implantationskonstellationen im Patientenkiefer nicht getestet werden. Zudem stellt die Annahme von zwei homogenen Materialien, die an einer exakten Trennlinie oder -fläche aneinander grenzen, eine extreme Vereinfachung der realen Materialverhältnisse im Knochen dar.

2.3.2 Arbeiten mit dreidimensionalen CAD-Kiefermodellen

Eine Reihe von Studien verwendet dreidimensionale Kiefermodelle, die mit Hilfe eines CAD-Systems generiert wurden. Dabei beschränken sich einige Autoren wie z.b. Baiamonte [BAP*96] auf den Bereich um die Implantate, andere wie Boruszewski [BTNS96] modellieren den gesamten Kieferknochen oder wie Kregzde [Kre93] sogar Ober- und Unterkiefer.

Aufgrund ihrer bereits digitalen Darstellung und der idealisierten Geometrie können diese Modelle sehr gut zu Finite-Elemente-Modellen mit eingesetzten Zahnimplantaten weiterentwickelt werden. Dabei verwenden die Autoren entweder nur ein homogenes Knochenmaterial [Kre93] oder weisen der Außenschicht des Knochens kortikale und dem Knocheninneren spongiöse Materialeigenschaften zu. Die dabei angenommene Dicke der kortikalen Schicht ist am ganzen Kieferknochen meist konstant und mit 2 bis 3mm relativ groß gewählt, was aufgrund der besseren Kraftableitung im festeren Material zu geringeren resultierenden Spannungen führt, vgl. Tabellen 9.1 und 9.2 auf Seite 92.

Diese Modelle liefern anschauliche Ergebnisse zu grundlegenden Fragen der Anzahl und Positionierung der Implantate sowie der Wahl einer geeigneten Suprakonstruktion. Sie sind jedoch nicht in der Lage, das Verhalten eines in der Geometrie deutlich von dem verwendeten CAD-Modell abweichenden Patientenkiefers mit stark über den Knochenquerschnitt variierenden Materialeigenschaften richtig wiederzugeben.

	Siegele et al. [SS93]	Murphy et al. [MWG95]	Canay et al. [CHAA96]	Akpinar et al. [ADPS96]	Baiamonte et al. [BAP*96]
Ausgangsdaten	-	-	-	-	-
Segmentierung	-	-	-	-	-
dreidim. Rekonstruktion	-	-	-	-	-
Knochenmodell	2D rechteckige Knochenbereiche	2D rechteckiger Knochenbereich	2D-CAD Kieferschnitt	2D-CAD Knochenbereich	3D-CAD Kieferbereich
Implantateinsatz	Vergleich mehrerer Implantatformen	Zylinderimp. mit Schraube und Steg	Zylinderimplantate (gerade und schräg)	Implantat und Pfeilerzahn, verbunden mit Prothese	2 Zylinderimplantate
Materialdefinitionen (Knochen)	2	2	1	2	2
Materialzuweisung	kortikale Schicht	kortikale Schicht	-	eindeutige Grenze	kortikale Schale

Tabelle 2.1: Vergleich der eigenen Modellbildung mit anderen Autoren (I).

Eine besondere Rolle nimmt die Arbeit von Baiamonte et al. [BAP*96] ein, in der die in der FE-Analyse berechneten Ergebnisse (Dehnungen) an einem Affenkiefer mit osseointegrierten Implantaten mit Hilfe von Dehnmeßstreifen verifiziert wurden. Dabei ergab sich bei Kräften bis zu etwa 80N (horizontal gegen die Verlängerung der Implantate) eine gute Übereinstimmung mit den berechneten Werten. Bei größeren Kräften ergeben sich im nichtlinearen Bereich deutliche Unterschiede zwischen berechneten und gemessenen Werten. Da horizontal (seitlich) auf die Implantate wirkende Kräfte durch das entstehende Biegemoment deutlich höhere Spannungen im Kieferknochen auslösen als vertikal auf das Implantat einwirkende Kräfte, ist auch bei vertikalen Kaukräften bis 80N eine lineare Analyse möglich.

2.3.3 Arbeiten mit realer Kiefergeometrie

Nur wenige Arbeiten basieren auf einem realen dreidimensionalen Kiefermodell, das aus Patientendaten rekonstruiert wurde. Meijer et al. [MSSB93] generieren das Kiefermodell aus Schnitten eines echten Kieferknochens, die digitalisiert und mit Hilfe eines CAD-Systems zu einem dreidimensionalen Modell verbunden werden.

Bei Hart et al. [HHT*92] dient ein CT-Datensatz als Basis für die dreidimensionale Rekonstruktion, was meinem Ansatz am nächsten kommt. Allerdings wurde bei Hart ein vom Weichgewebe befreiter Kieferknochen im Wasserbad mittels CT aufgenommen, so daß die Segmentierung der Patientendaten entfällt. Obwohl in dieser Studie keine Zahnimplantate im Knochen zum Einsatz kommen, werden viele

	Boriszew- ski et al. [BTNS96]	Kregzde [Kre93]	Hart et al. [HHT*92]	Meijer et al. [MSSB93]	Fütterling
Ausgangsdaten	-	-	CT eines Kiefers im Wasserbad	Kiefer, zersägt und schichtweise digitalisiert	CT eines Patienten
Segmentierung	-	-	(entfällt)	(entfällt)	automatisiert
dreidim. Rekonstruktion	-	-		CAD-System (CAEDS)	erweiterter Marching-Cubes Alg.
Knochenmodell	3D-CAD Kiefermodell	3D-CAD Kiefermodell mit Oberkiefer	reales 3D-Kiefermodell	reales 3D Kiefermodell	reale patientenindividuelle 3D-Kiefermodelle
Implantateinsatz	mehrere Zylinderimplantate	mehrere Implantate und Verbindungen	-	2 Zylinder, mit Steg verbunden	beliebige Formen, interaktiv plaziert
Materialdefinitionen (Knochen)	2	1	2	2	7
Materialzuweisung	kortikale Schicht	-	eindeutige Grenze	eindeutige Grenze	CT-basiert pro Element

Tabelle 2.2: Vergleich der eigenen Modellbildung mit anderen Autoren (II).

interessante Aspekte des Finite-Elemente-Modells untersucht, wie z.b. verschiedene
Belastungsfälle und die Vernetzung mit unterschiedlicher Elementanzahl.
    Weder Hart noch Meijer beschreiben die dreidimensionale Rekonstruktion im
Detail, so daß hier nicht von einem automatisierten Ablauf ausgegangen werden
kann. Diese Vorgehensweise der Modellgewinnung eignet sich also nur zur Generierung eines einzelnen Knochenmodells für grundlegende Studien und somit nicht für
patienten-individuelle Betrachtungen.
    Ein Vorteil neben der Verwendung der realen Knochengeometrie ist, daß in diesen
Arbeiten ebenfalls eine Grenze zwischen kortikalem und spongiösem Knochenmaterial festgelegt und die Simulation mit zwei Materialdefinitionen durchgeführt werden
kann.

2.3.4 Schlußfolgerungen aus diesen Arbeiten

Abschließend kann festgestellt werden, daß die meisten Arbeiten die Klärung grundlegender Fragen an einem einzigen Kiefermodell verfolgen. Keine der genannten
Veröffentlichungen beschreibt jedoch geeignete Verfahren, um eine Segmentierung
von Patientendaten und die geometrische Rekonstruktion des Patientenkiefers in einem weitgehend *automatisierten Ablauf* wie der im Abschnitt 1.4 genannten FEM-
Pipeline durchzuführen. Hinsichtlich der *Materialmodellierung* wird oft ein einziges
homogenes Knochenmaterial oder zwei verschiedene Knochenmaterialien für Kortikalis und Spongiosa herangezogen, wobei eine konkrete Grenze zwischen diesen
beiden Materialien festgelegt wird.

Kapitel 3

Datenakquisition und Segmentierung

Dieses Kapitel beschreibt die Techniken zur Gewinnung medizinischer Daten. Dabei wird besonderes Augenmerk auf die Computertomografie (CT) und die Kernspintomografie (Magnetisches Resonanzverfahren, MR) gelegt, da diese bestens geeignet sind, um hochaufgelöste dreidimensionale Datensätze lebender Patienten aufzunehmen. Andere Aufnahmeverfahren, wie z.b. Ultraschall, PET (Positron Emission Tomography) und SPECT (Single Photon Emission Computed Tomography) oder andere Methoden zur Modellgewinnung wie z.b. Histogramme (Visual Human), 3D-Laserscanner und CAD-Modelle werden aufgrund der Aufgabenstellung im Projekt *Kiefermodellierung* nicht weiter verfolgt.

Da die Grauwerte in den CT-Schichtaufnahmen auch die Basis für die spätere automatisierte Zuordnung von Materialeigenschaften an die Finiten Elemente, wie z.b. des Elastizitätsmoduls bilden, wird auch die zugehörige Physik der Computertomografie so weit erläutert, wie es zum Verständnis der Materialmodellierung notwendig ist.

Einer der wichtigsten und aufwendigsten Schritte in der medizinischen FEM-Pipeline ist die Segmentierung der Daten, also das Ausschneiden der für die Rekonstruktion wichtigen Teile aus dem gesamten Schichtbild. Hier werden zunächst die gängigen Verfahren vorgestellt und im Zusammenhang mit den besonderen Problemen bei der Segmentierung von medizinischen Aufnahmen gebracht.

Da auch bei der Segmentierung ein möglichst ohne Benutzerinteraktion automatisiert ablaufender Vorgang angestrebt wird und die Rekonstruktion über die knocheninneren Konturen zu schlechten Ergebnissen führt, habe ich in der medizinischen FEM-Pipeline die geometrische Modellierung auf die äußere Knochenhülle beschränkt und die geometrische Modellierung der inneren Strukturen des Knochens durch eine verfeinerte und vollständig automatisierte Vorgehensweise zur Materialmodellierung ersetzt, vgl. Kapitel 8.

3.1   Datenakquisition

Die beiden meistgebrauchten Verfahren zur Erfassung von hochaufgelösten dreidimensionalen Datensätzen in der Medizin sind die Computertomografie (CT) und die Kernspintomografie (Magnetic Resonance, MR). Diese beiden tomografischen Verfahren generieren einen Stapel zweidimensionaler Schichtaufnahmen (griechisch *tomos* = Schicht), von denen jede Aufnahme ein Grauwertbild enthält [Ney93, Hü81, Klo94]:

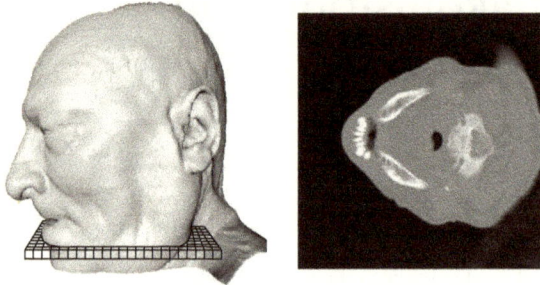

Abbildung 3.1: Rekonstruierte Oberfläche der Haut und eine Schicht des zugrunde liegenden CT-Volumendatensatzes.

Dieser Stapel von Schichtaufnahmen stellt die Rohdaten eines dreidimensionalen Objektes, wie z.B. eines Knochens oder eines Organs dar. Ein kleines *Volumenelement* (Quader) des Datensatzes wird *Voxel* (Volume Element) genannt, den gesamten Datensatz bezeichnet man als *Volumendatensatz*. Jedem Voxel wird ein über sein gesamtes Volumen konstanter Wert (Grauwert) zugeordnet, welcher, durch die Aufnahmetechnik bedingt, bereits ein Mittelwert über das Volumen des Voxels ist.

3.1.1   Computertomographie (CT)

Die Computertomographie stellt wegen ihrer Vorzüge bei der Darstellung von Knochenstrukturen das optimale Aufnahmeverfahren für die Rekonstruktion dar.

Die maximale Auflösung innerhalb einer Schicht liegt bei etwa 0,5 bis 2mm, zwischen den Schichten bei 1mm. Um die Strahlungsbelastung des Patienten so gering wie möglich zu halten, wird meist ein größerer Schichtabstand gewählt. Je nach Ortsauflösung bestehen die Bilder einer Schicht aus 256×256 bis zu 1024×1024 Pixeln bei einer Informationstiefe von 12 Bit (4096 Graustufen) bis zu 16 Bit (65535 Graustufen) [Ney93]. Die vom Computertomografen erzeugten Bilder werden im DICOM- oder ACR-Nema-Format in die MEDStation [GFS*95] eingelesen und können dann in anderen Formaten wie z.B. RLE oder RGB gespeichert werden.

Die Computertomographie ist ein typisches tomographisches Projektionsverfahren. Eine Objektebene wird unter verschiedenen Winkeln auf Geraden projiziert, aus denen ein 2D-Schichtbild rekonstruiert wird. Häufig wird zur Rekonstruktion das Verfahren der gefilterten Rückprojektion [Jä91] angewendet. Auch beim heute

meist verwendeten Spiral-CT werden die in Spiralform aufgenommenen Daten durch
Umrechnung auf ein reguläres Gitter in Schichtform konvertiert.
  Die CT ermittelt die Verteilung der Absorptionsdichte $\mu(x)$ für Röntgenstrahlen.
Die beiden wesentlichen Beiträge zur Absorptionsdichte sind bei den verwendeten
100keV Röntgenstrahlen der Comptoneffekt und der Photoeffekt

$$\mu(x) \approx c_{Photoeffekt}(\lambda) Z_{eff}^{n\approx 3}(x)\rho(x) + c_{Compton}(\lambda) \left(\frac{Z}{A}\right)_{eff}(x)\rho(x). \tag{3.1}$$

Dabei ist ρ die Dichte, Z die effektive Kernladungsdichte, A die effektive Mas-
senzahldichte und λ die Wellenlänge der Röntgenstrahlung. Die Absorption hängt
somit im wesentlichen von der lokalen Dichte $\rho(x)$ des durchstrahlten Materials ab,
so daß CT-Bilder einen besonders starken Kontrast zwischen dichten Knochen und
dem umgebenden weniger dichten Gewebe zeigen. Die Organe selbst werden grob in
einen gemeinsamen Grauwertbereich abgebildet. Über die Gewebedichte korrelieren
die gemessenen Absorptionswerte mit der Gewebeart. Dieser Korrelation wird mit
der Houndsfield-Skala Rechnung getragen:

$$\text{Houndsfield-Einheit} \quad H = \frac{\mu - \mu_{H_2O}}{\mu_{H_2O}} \times 1000 \tag{3.2}$$

Die Houndsfield-Skala umfaßt einen Bereich von knapp 3000 H[oundsfield] mit Luft
bei -1000 H und kompaktem Knochen von ca. 400 bis 1700 H. Wasser ist mit 0 H
festgelegt. Stellt man nun von einem CT-Bild nur Pixel mit Dichte $\geq$ 400H dar,
so werden gerade die Bereiche kompakter Knochen dargestellt. Da die Grauwerte
des CT keine negativen Werte wie in der Houndfield-Skala dargestellt annehmen
können, werden diese bei einem 12-Bit-Datensatz um den Wert 1000 erhöht:

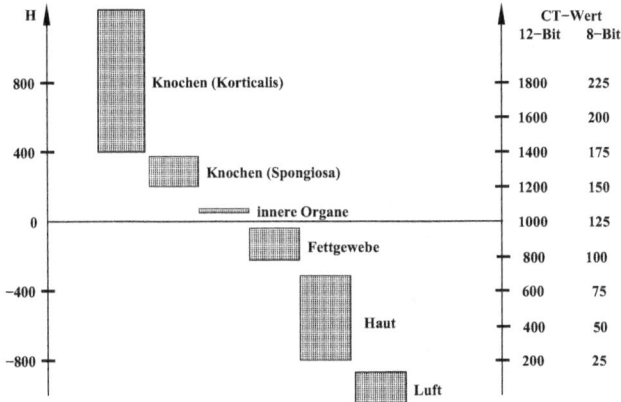

Abbildung 3.2: Absorptionswerte in Houndsfield-Einheiten von Organen und Knochen sowie die entsprechenden Grauwerte im CT.

Weitere Vorarbeiten, die auf den Daten notwendig sein können, sind Punkttransformationen zum Abgleich versetzter und gegeneinander verdrehter Schichten und lokale Filteroperationen wie Kantenverstärkungsfilter, Mittelwertfilter und störungsausgleichende inverse Filter, siehe [Dai93].

Bedingt durch die definierte Schichtdicke und die Auflösung des Tomogramms werden Strukturen, die nur teilweise in der aufgenommenen Schicht oder dem aufgenommenen Volumenelement liegen, nur mit diesem Anteil erfaßt (siehe Abbildung 3.3). Da bei der Bildrekonstruktion jedes Voxel als homogen strukturiert angenommen und bei unterschiedlich dichtem Material im Voxel ein gemittelter Wert registriert wird, kann es zur artefiziellen Darstellungen von Dichtestrukturen kommen, die im Körper nicht vorliegen [Hü81].

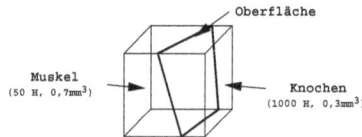

Abbildung 3.3: Partialvolumeneffekt: Im Beispiel wird einem Voxel der gemittelte Wert der Absorptionsdichte von $\mu = (\frac{0,7}{1,0} \times 50) + (\frac{0,3}{1,0} \times 1000) = 335H$ zugeordnet.

3.1.2 Kernspintomographie (MR, Magnetic Resonance)

Die Kernspintomographie erzeugt ebenfalls einen Stapel von Grauwertbildern. Sie eignet sich jedoch eher zur Aufnahme von Organen und Weichteilen, da diese aufgrund ihres höheren Anteils an Wasserstoffatomen stärker auf das äußere Magnetfeld reagieren und dadurch besser differenziert werden können. Knochen erscheinen dagegen weitgehend schwarz. Da sich die Wasserstoffkerne zudem material- und damit gewebsabhängig verhalten, steht kein einfaches quantitatives Maß für die Segmentierung und die spätere Materialmodellierung zur Verfügung.

Abbildung 3.4 zeigt eine bereits segmentierte MR-Aufnahme und die daraus rekonstruierte Oberfläche des Kleinhirns:

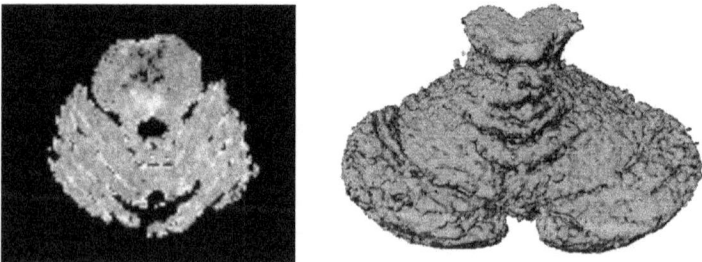

Abbildung 3.4: MR-Aufnahme und rekonstruiertes Kleinhirn

3.2   Segmentierung

Das Ausschneiden der gewünschten Objekte wie z.B. des Kieferknochens aus den Grauwertbildern wird als *Segmentierung* bezeichnet und ist ein wichtiger Schritt zur Vorbereitung der dreidimensionalen Rekonstruktion des Knochens. Für das Projekt *Kiefermodellierung* ist nicht nur eine gute und korrekte Segmentierung der Patiententendaten, sondern auch die weitestgehende Automatisierung dieses Segmentierungsschritts innerhalb der medizinischen FEM-Pipeline von großer Wichtigkeit.

Allgemein gilt die Segmentierung von Bilddaten, also die Trennung von Objekten in einem Bild vom Hintergrund und von anderen Objekten, als eines der schwersten Probleme im Umgang mit medizinischen Daten [HRS94]. Die vorherrschenden Ansätze zur Segmentierung beinhalten nach wie vor den manuellen Eingriff eines geschulten Benutzers. Dieser kann über ausgefeilte graphische Benutzungsoberflächen interaktiv interessierende Bereiche (regions of interest) kennzeichnen und automatisch generierte Konturen selektieren und editieren. Techniken wie schichtweises Konturieren oder Füllen von Flächen erlauben dem Mediziner die Visualisierung und damit auch das Vertrauen in die Korrektheit der segmentierten Gebiete.

Eine Reihe von weiteren Definitionen für den Begriff Segmentierung findet sich in der Diplomarbeit von Ulrich Schlüter [Sch96]. Er unterscheidet außerdem zwischen *syntaktischer* Information, d.h. im Bild wirklich vorhandener Information, und *semantischer* Information in Form von Wissen aus externen Quellen. Ein Beispiel ist hier das Einzeichnen oder manuelle Verändern von Konturen zwischen zwei eng aneinander grenzenden Organen durch den erfahrenen Arzt.

Bild 3.5 zeigt eine CT-Schichtaufnahme im Bereich des Kieferknochens und das zugehörige segmentierte Bild, das nur noch den interesierenden Kieferknochen enthält:

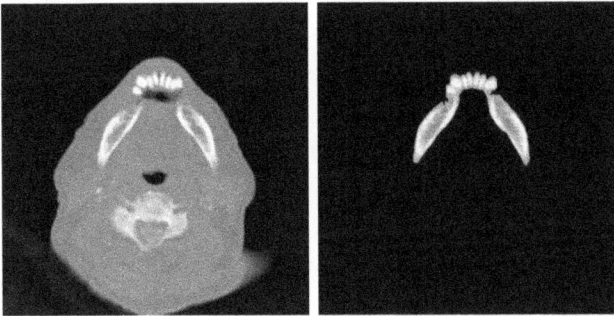

Abbildung 3.5: Originalaufnahme aus einem CT-Datensatz und Bild nach der Segmentierung des Kieferknochens.

3.2.1 Segmentierung der äußeren Kieferform

Die Erkennung und Segmentierung der äußeren Form von Knochen aus CT-Daten ist aufgrund der eindeutigen Zuordnung von Grauwerten und Gewebedichte relativ einfach möglich: die hellen Bereiche des Knochens heben sich deutlich von dem umliegenden dunkleren Gewebe ab, so daß ein *Schwellwert-Algorithmus* zur Segmentierung verwendet werden kann.

Eine Abschätzung des zu verwendenden Schwellwerts ist anhand von Abb. 3.2 auf S. 25 möglich, die die Absorptionsdichten verschiedener Gewebearten in Relation zu den Grauwerten in einem CT-Datensatz zeigt. Bei der Untersuchung mehrerer CT-Datensätze hat sich der Schwellwert von 150 (bei einem 8-Bit Datensatz mit Grauwerten von 0 bis 255) für die Segmentierung der äußeren Kieferform bewährt.

Die folgende Abbildung zeigt ein CT-Schichtbild, bei dem die vier Grauwertbereiche Luft, Haut, Gewebe und Muskeln sowie Knochen jeweils hellgrau (gelb) eingefärbt sind:

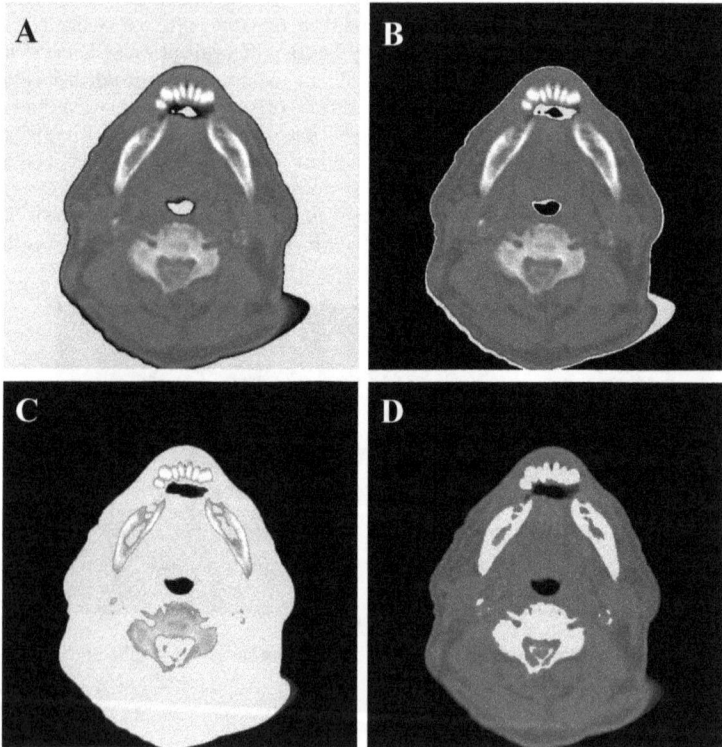

Abbildung 3.6: Einteilung der Grauwerte einer 8-Bit CT-Aufnahme in vier Bereiche: 0-20 Luft (A), 20-100 Haut (B), 100-150 Gewebe und Muskeln (C) und 150-255 Knochen (D).

Probleme bei der Festlegung der äußeren Form des Kieferknochens treten vor allem als Folge einer verstärkten Absorption der Röntgenstrahlung durch Plomben auf, die zu starken Artefakten in den CT-Aufnahmen führen. Die Röntgenstrahlung wird dabei von den Plomben stark geschwächt und zum Teil in langwelligere Bereiche verschoben, wo die Absorption durch den Photoeffekt stärker wirkt. Dieser als Aufhärtung der Strahlung bezeichnete Fehler kann bei der Rekonstruktion nicht vollständig kompensiert werden, da keine konkrete Information zum Verlauf der Knochenoberfläche vorliegt [Hü81]. Diese Artefakte sind in Abbildung 3.7 zum einen in der CT-Aufnahme und zum anderen in ihren Auswirkungen auf eine mit dem Marching-Cubes Algorithmus erzeugte Isofläche dargestellt:

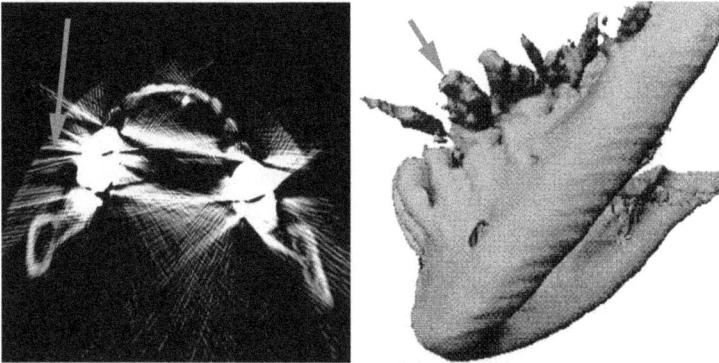

Abbildung 3.7: Originalaufnahme aus einem CT-Datensatz mit von Plomben verursachten Artefakten und deren Auswirkung auf die dreidimensionale Rekonstruktion.

Für einen späteren Routineeinsatz zur Implantatplanung, bei dem die Erhebung patientenbezogener Daten im Vordergrund steht, muß der aufnehmende Radiologe die Artefaktbildung mit berücksichtigen. So ist es möglich, die Aufnahmeebene so zu neigen, daß die Plombenartefakte den für die Implantation vorgesehenen Kieferbereich nicht stören. Das Problem der Artefaktbildung stellt sich nicht, wenn keine Plomben vorhanden sind, also falls keine plombierten Backenzähne im Kiefer verblieben sind oder beim zahnlosen Kiefer. Falls jedoch Artefakte in den CT-Aufnahmen auftreten, ist die vollständige Segmentierung nur durch Benutzerinteraktion möglich.

Ein zweites Problemfeld bei der Festlegung der äußeren Kieferform stellt eine dünne und weiche kortikale Außenschicht des Knochens dar, die oft im Bereich verlorener Backenzähne auftritt (vgl. Kapitel 1.2.3 zum Aufbau des Kieferknochens). Da hier die Grauwerte für die Kortikalis aufgrund der geringeren Knochendichte und des Partialvolumeneffektes gering sind, reißt die Knochenoberfläche bei der Segmentierung sozusagen auf und die ermittelte Kontur verläuft dann fälschlicherweise durch das Knocheninnere. Hier erzeugen die Segmentierungsalgorithmen Hinterschneidungen in der Knochenoberfläche.

Abbildung 3.8 zeigt eine solche CT-Aufnahme und die dazugehörige schematisch dargestellte segmentierte Knochenoberfläche. Es ist deutlich zu sehen, daß die Knochenoberfläche im Bereich der fehlenden Backenzähne "aufreißt":

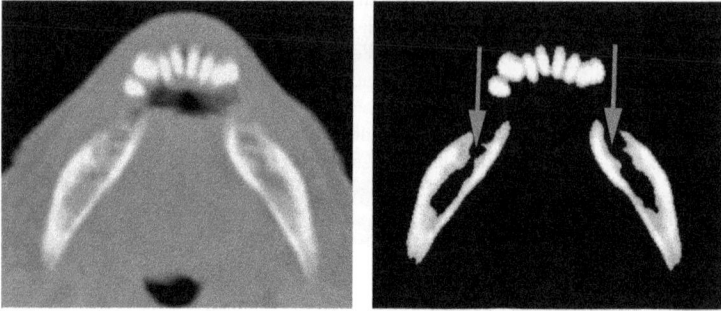

Abbildung 3.8: Originalaufnahme aus einem CT-Datensatz und dieselbe Aufnahme nach der automatischen Schwellwertsegmentierung. Als Schwellwert wurde bei diesem 8-Bit-Datensatz 150 gewählt.

Dieser Effekt kann durch Erniedrigen des gewählten Schwellwerts nur bedingt behoben werden, da sonst Gewebeteile als Knochen erfaßt würden. Oft ist hier die interaktive Korrektur durch einen erfahrenen Benutzer erforderlich, was dem angestrebten automatisierten Segmentierungsablauf entgegensteht.

Der dritte Problembereich bei der Segmentierung der Kieferoberfläche tritt am Kiefergelenk (Articulo temporomandibularis) auf. Hier kommen sich der Kiefer- und der Schädelknochen so nahe, daß aufgrund der beschränkten Ortsauflösung in den CT-Aufnahmen ein durchgängiger heller Bereich entsteht, der nicht automatisiert getrennt werden kann:

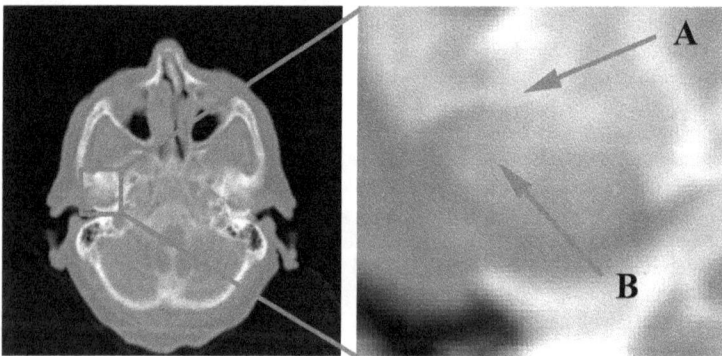

Abbildung 3.9: Am Kiefergelenk erscheinen der Schädelknochen (A) und der Kieferknochen (B) in den Schichtaufnahmen wegen zu geringer Ortsauflösung des CTs als zusammengewachsen.

Es genügt hier nicht, Knochen von umgebendem Gewebe zu unterscheiden, sondern
der Bildbereich muß einem Objekt zugeordnet werden. Dies bezeichnet man als
Klassifizierung. Abbildung 3.10 zeigt das Kiefergelenk in der Rekonstruktion des
Gesamtschädels. Es ist deutlich zu sehen, daß die Kondülen des Kieferknochens mit
dem Schädel zusammenhängen:

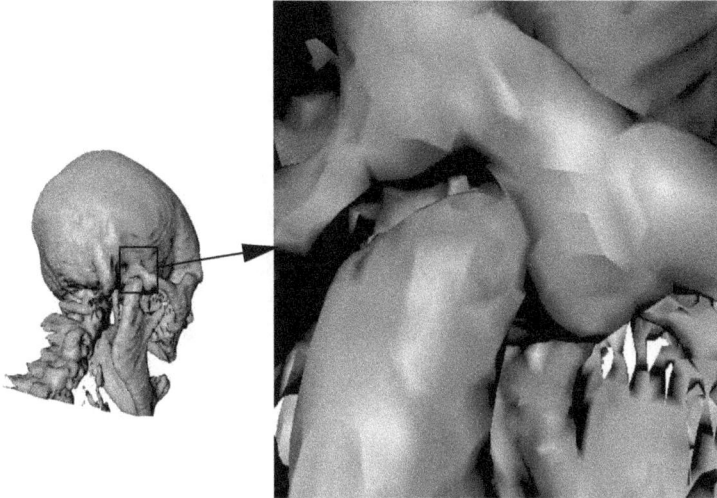

Abbildung 3.10: Der Kieferknochen wird bei der Rekonstruktion aus unsegmentier-
ten CT-Daten nicht vom Schädel getrennt [Lie96].

In allen drei Fällen - Artefakte, Hinterschneidungen und Gelenke - wird die Not-
wendigkeit des manuellen Eingreifens bei der Segmentierung deutlich.

3.2.2 Segmentierung der inneren Knochenstrukturen

Zur Generierung eines qualitativ hochwertigen FE-Modells des Kieferknochens ist es
erforderlich, nicht nur die äußere Knochenform, sondern auch die inneren Strukturen
möglichst genau zu modellieren. Dazu gehören die Trennung der harten kortikalen
Außenschicht vom weicheren inneren spongiösen Knochenbereich sowie die Modellierung des Mandibularkanals und der einzelnen Zähne.

Dabei ist es einerseits selbst für erfahrene Zahnmediziner schwierig, eine eindeu-
tige Grenze zwischen diesen verschiedenen Knochenarten festzulegen, andererseits
weist die Spongiosa über ihren Querschnitt wiederum große Unterschiede hinsichtlich
der Materialeigenschaften auf. Feine geometrische Objekte wie der Mandibularkanal
können oft überhaupt nicht zuverlässig erkannt und auch in einer späteren Finite-
Elemente-Modellbildung aufgrund der weit geringeren Auflösung der Elemente nicht
zufriedenstellend geometrisch dargestellt werden.

Abbildung 3.11 zeigt ein Beispiel für eine solche CT-Aufnahme, bei der mehrere Testpersonen jeweils unterschiedliche Konturen zur Abgrenzung von Kortikalis und Spongiosa eingezeichnet haben:

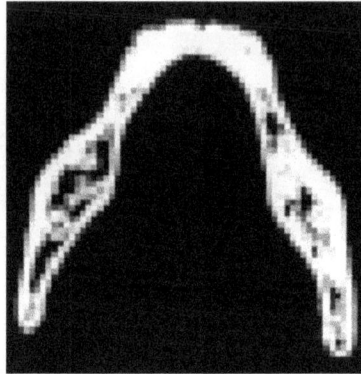

Abbildung 3.11: Die Festlegung der Grenze Korticalis - Spongiosa erfordert die Interaktion erfahrener Benutzer, oft ist keine Festlegung möglich oder sinnvoll.

Das interaktive Einzeichnen oder Editieren von Konturen innerhalb einer Schicht führt darüberhinaus bei der dreidimensionalen Rekonstruktion über diese Konturen zu sehr zerklüfteten Oberflächen der spongiösen Knochenanteile, die bei der späteren Vernetzung Probleme machen. Der Zeitaufwand für ein manuelles Einzeichnen oder Editieren der Spongiosa ist ebenfalls nicht zu rechtfertigen.

3.2.3 Konsequenz aus den Segmentierungsproblemen

Aufgrund der genannten Probleme und notwendigen zeitaufwendigen Benutzerinteraktion vor allem bei der Segmentierung der inneren Knochenstrukturen habe ich mich dazu entschieden, die geometrische Modellierung des Kieferknochens auf seine äußere Hülle zu beschränken. Dies bringt folgende entscheidende Vorteile:

- Im Segmentierungsschritt muß lediglich die äußere Form des Kieferknochens aus den CT-Aufnahmen ermittelt werden. Dadurch reduziert sich der zeitaufwendige und interaktive Teil der Segmentierung erheblich, so daß diese in der medizinischen FEM-Pipeline weitgehend automatisiert werden kann.

- Im Rekonstruktionsschritt muß ebenfalls nur die Hülle des Kieferknochens generiert werden.

- Bei der FE-Modellierung (vgl. Kapitel 7) entfällt das Problem, das Tetraedernetz an mehrere ineinander geschachtelte Oberflächennetze anpassen zu müssen, was zu sehr langen Vernetzungszeiten und numerischen Instabilitäten infolge von stark verzerrten Elementen führen kann.

Die fehlenden geometrischen Informationen im Inneren des Knochens können nach der Vernetzung des Kiefermodells mit Finiten Elementen über eine verfeinerte Materialmodellierung erfaßt werden. Dabei wird jedem Finiten Element eine Materialdefinition zugewiesen, die aus den Grauwerten des CT innerhalb des Elements ermittelt wird. Dieser Materialmodellierungsschritt wird im Kapitel 8 detailliert beschrieben und ist vollständig automatisierbar.

Diese Vorgehensweise, die Modellierung geometrischer Details teilweise durch eine verfeinerte Materialmodellierung zu ersetzen, wird in ingenieur-wissenschaftlichen Anwendungsbereichen bereits erfolgreich eingesetzt. So wird z.b. bei der Modellierung von Bauteilen mit kleinen Belüftungsbohrungen (Bremsscheiben) auf eine geometrische Modellierung der Bohrungen verzichtet und stattdessen ein verringerter Elastizitätsmodul im Bereich der Bohrungen verwendet [NAF92].

3.2.4 Segmentierung mit der MEDStation

In diesem Abschnitt wird die Segmentierung eines CT-Datensatzes mit der im Abschnitt 2.2.2 bereits vorgestellten *Tübinger MEDStation* exemplarisch gezeigt. Der in diesem Beispiel verwendete Datensatz umfaßt 52 Schichten der Auflösung 512×512 Pixels bei einer Grauwerttiefe von 12 Bit. Die Auflösung innerhalb einer Schicht beträgt 0,441mm, der Schichtenabstand 2,0mm. Der Datensatz enthält keine plombenbedingten Artefakte, da die Backenzähne auf beiden Seiten fehlen. Dadurch ist nur am Kiefergelenk ein manuelles Editieren der automatisch generierten Konturen erforderlich.

Die MEDStation stellt ein Modul zur automatischen Segmentierung sowie zur Unterstützung der manuellen Segmentierung bereit, das von Ulrich Schlüter in seiner Diplomarbeit erstellt und beschrieben wurde [Sch96]. Dieses Segmentierungsmodul erlaubt es, kontur- und gebietsorientierte Darstellung gleichberechtigt nebeneinander zu führen und jederzeit zwischen beiden Darstellungsformen umschalten zu können, vgl. Abbildung 3.12.

Nach dem Laden eines Datensatzes hat man die Möglichkeit, sich mittels Fensterung der Grauwerte schnell einen Überblick über die Daten zu verschaffen, wobei wird nur ein bestimmter Grauwertbereich aus den Bildern dargestellt wird. Die Fensterung wird in der Bedienleiste der MEDStation mit zwei Schiebereglern (Center, Width) eingestellt, vgl. Abbildung 2.2 auf Seite 18.

An automatischen Segmentierungsalgorithmen stehen die *Schwellwertsegmentierung*, ein *Regiongrower* sowie *morphologische Operatoren* zur Verfügung. Die Benutzung des Regiongrowers erwies sich zur Segmentierung von Knochen als umständlich, die Schwellwertsegmentierung in Kombination mit dem *Kontureditor* jedoch eignet sich sehr gut zur automatischen Ausgangssegmentierung und manuellen Nachbearbeitung der Kieferform.

Um eine Ausgangssegmentierung zu erhalten, wählt man mit Hilfe der Strategien aus Abschnitt 3.2.1 einen die Knochen erfassenden Schwellwert. Hier hat sich der Wert 1200 für 12-Bit Datensätze und 150 für 8-Bit Datensätze bewährt. Dabei erhält man neben dem Kieferknochen auch alle weiteren Knochen, wie z.B. die Wirbelsäule. In den 52 Schichten des Datensatzes bis zum oberen Ende des Kieferknochens wurden insgesamt 1880 Konturen für den Schwellwert 1200 gefunden. In der Konturdarstellung kann man aus diesen nun interaktiv per Mausklick die ge-

suchten Konturen des interessierenden Kieferknochens auswählen und die Konturen
der anderen Knochen löschen. Darüberhinaus ermöglicht der Kontureditor die Be-
arbeitung der Konturen durch Löschen, Versetzen und Einfügen von Punkten sowie
das Einzeichnen zusätzlicher Konturen. Dies war in diesem Kieferbeispiel nur im
Bereich des Kiefergelenks notwendig, um Kondylen und Schädelknochen zu trennen.
Das Segmentierungsergebnis kann als gefüllte Bitmap oder als Ausschnitt aus den
Originaldaten gespeichert werden:

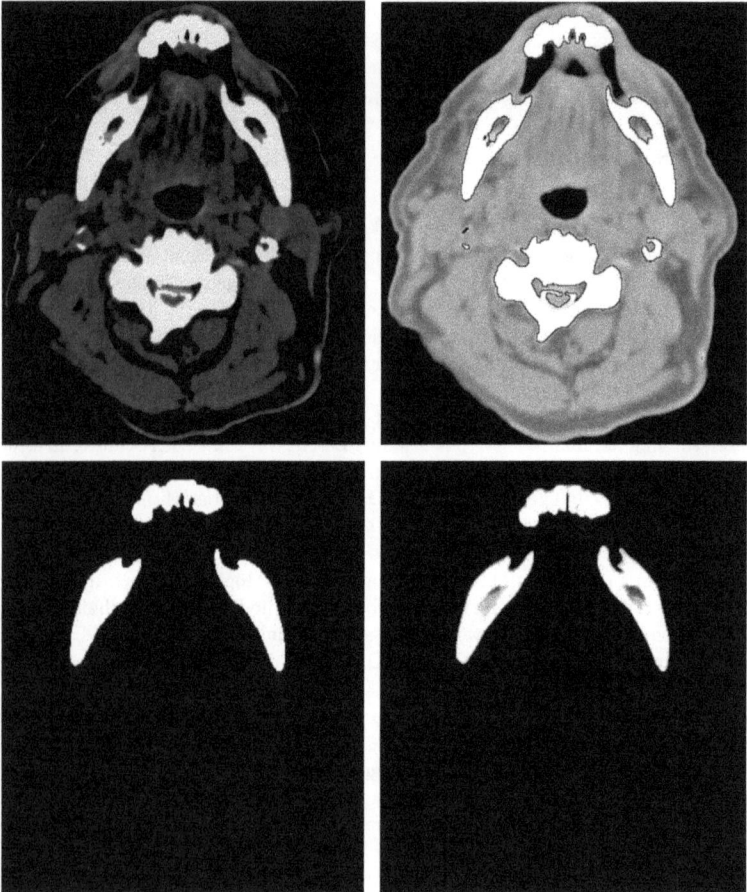

Abbildung 3.12: Segmentierung mit der MEDStation: Gebiets- und Konturdarstellung (oben) und Speichern des Segmentierungsergebnisses als gefüllte Bitmap oder
Ausschnitt aus den Originaldaten (unten).

Es sei darauf hingewiesen, daß es die Segmentierung mittels der MEDStation erlaubt, zunächst die äußeren Konturen des Kiefers (109 interessierende Konturen) zu segmentieren und aus diesen Bildern anschließend die Spongiosa als gesondertes Objekt herauszutrennen. Somit könnten sowohl Modelle der Corticalis als auch der Spongiosa des Kiefers getrennt extrahiert werden. Diese Vorgehensweise wurde aus den in Abschnitt 3.2.3 genannten Gründen jedoch nicht weiter verfolgt.

Abbildung 4.11 auf Seite 45 zeigt die aus den gefüllten Bitmaps rekonstruierte Kieferoberfläche. Die Ausschnitte aus den Originaldaten werden nicht für die Rekonstruktion verwendet, da die inneren Strukturen vom Marching Cube nicht ermittelt werden sollen, vgl. Abschnitt 3.2.3.

Für die reine Bearbeitungsdauer zur Segmentierung des Unterkiefers mit Hilfe des Kontureditors aus den 52 Schichtbildern sollte man bei einem erfahrenen Benutzer etwa eine Stunde veranschlagen. Dadurch wird nochmals die Wichtigkeit des Ansatzes deutlich, nur die äußere Hülle des Knochens geometrisch zu modellieren.

3.2.5   Einfache Segmentierungswerkzeuge

Neben den gezeigten Vorteilen weist die Segmentierung mit der MEDStation einige Nachteile auf, wie z.B.

- die MEDStation ist eine komplexe, zusätzlich zu installierende Anwendung,

- die Lade- und Konvertierungszeiten sind oft störend,

- der Anwender benötigt eine längere Einarbeitungszeit.

Daher wurden als einfache Alternative zur Schwellwertsegmentierung von Bildern im *RLE-Format* die Programme *rleSeg* und *rleSegBinary* erstellt, die alle Bereiche im Bild, die unter dem angegebenen Schwellwert liegen, schwarz einfärben. Das Programm *rleSegBinary* färbt alle Bereiche oberhalb des Schwellwerts weiß ein, so daß genau die für den Marching-Cube benötigten Binärbilder entstehen. Da diese Bilder neben dem RLE-Format auch im *X11 Bitmap Format* abgespeichert werden, kann man nicht gewünschte helle Bereiche in den Bildern mit Hilfe des X11 Bitmap Editors *bitmap* schwarz füllen. Dieses Programm steht auf vielen Rechnern zur Verfügung und stellt neben der Füllfunktion noch einige weitere Bildbearbeitungsfunktionen für Binärbilder zur Verfügung.

Ein weiteres Segmentierungswerkzeug wurde basierend auf einem Region-Growing Algorithmus als Zusatzmodul für die MEDStation von Dorothea Welte erstellt, mit dem unter anderem das Kleinhirn aus Abbildung 3.4 auf Seite 26 aus MR-Aufnahmen segmentiert wurde. Zur Zeit werden von Stanislav Stoev am WSI/GRIS neue Möglichkeiten zur Segmentierung medizinischer Datensätze untersucht.

3.3   Datenrepräsentation

Aufgrund der Tatsache, daß die Rekonstruktion mit dem Marching-Cubes Algorithmus auf segmentierten Bilderstapeln basiert, stehen diese im Rahmen dieser Arbeit im Mittelpunkt. Die bei der Segmentierung von CT-Datensätzen mit Hilfe der MEDStation parallel zur *Gebietsdarstellung* geführte *Konturdarstellung* kann jedoch ebenfalls als Basis für die dreidimensionale Rekonstruktion verwendet werden, wie bereits in Phase 1 der medizinischen FEM-Pipeline erwähnt, vgl. Abbildung 1.5. Abschnitt 4.4 zeigt ein Beispiel für die Rekonstruktion durch Konturverbinden. Beide Darstellungen können leicht in die jeweils andere Darstellung konvertiert werden. So kann zur Konvertierung von konturbasierten Ausgangsdaten in Binärbilder ein Active-Edge Scanline Algorithmus verwendet werden [JSK96].

Die umgekehrte Konvertierung von den Bildern zu den Konturen kann über eine einfache Konturextraktion durchgeführt werden. Abbildung 3.13 zeigt die äußere Form eines Teils eines Femurs in Konturform:

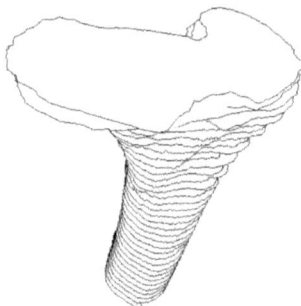

Abbildung 3.13: Konturstapel eines Femurs

Kapitel 4

Dreidimensionale Rekonstruktion

Die dreidimensionale Rekonstruktion der Knochenoberfläche aus den zweidimensionalen Schichtaufnahmen oder Konturstapeln stellt den zentralen Schritt für die geometrische Modellierung dar. Hier kommen in Abhängigkeit von der Form der Ausgangsdaten zwei unterschiedliche Verfahren zur Anwendung, der *Marching-Cubes Algorithmus (MC)* für die segmentierten Schichtaufnahmen und *konturverbindende Algorithmen* für Rekonstruktion aus Konturstapeln. Als Ergebnis liefern beide Algorithmen eine polygonale Approximation der Knochenoberfläche. Solche Dreiecksnetze zur Annäherung von Oberflächen sind sehr gut geeignet zur weiteren Finite-Elemente-Modellbildung und finden in vielen Bereichen der Visualisierung sowie in CSG-Modellierern (constructive solid geometry) Anwendung.

In diesem Kapitel wird der Marching-Cubes Algorithmus beschrieben, der im Rahmen der Diplomarbeit von G. Liebich entwickelt wurde [Lie96]. Er erlaubt die Gewinnung von Oberflächenmodellen - üblicherweise Dreiecksnetzen - aus Volumendaten wie CT oder MR. Im Gegensatz zu den bisher publizierten MC-Algorithmen, die vorrangig auf eine Visualisierung der rekonstruierten Modelle zielen, mußten wir einige völlig neue Verfahren zur Erweiterung des MC-Algorithmus entwickeln, um qualitativ hochwertige, zwei-mannigfaltige Oberflächennetze zu generieren, die für eine Weiterentwicklung zum Finite-Elemente-Modell vorausgesetzt werden.

Nach einer Einführung in die Arbeitsweise des Marching-Cube wird die neue Idee des *Anti-Grid-Snapping* zur Sicherstellung der 2-Mannigfaltigkeit und die angewandten Methoden zur Behandlung von Mehrdeutigkeiten vorgestellt. Eine einfache Vorreduktion mittels *Grid-Snapping* und die Möglichkeiten zur Vermeidung des vom MC-Algorithmus erzeugten Treppenstufenartefaktes werden ebenfalls erläutert.

Auf die Rekonstruktion durch *Konturverbinden* soll im Rahmen dieser Arbeit nur kurz eingegangen werden, da für die Rekonstruktion der Kiefermodelle der Marching-Cubes Algorithmus optimal geeignet ist. Dieses zweite Rekonstruktionsverfahren wird jedoch in einem neuen Projekt zur Finite-Elemente-Modellierung des menschlichen Oberschenkel- und Hüftknochens mit eingesetzter Hüftendoprothese angewandt werden. Hier liegen die Ausgangsdaten aufgrund des vorhergehenden patienten-individuellen Designs der Prothesengeometrie bereits in Konturform vor und eignen sich nicht gut für den MC-Algorithmus, da der Abstand der Schichtaufnahmen recht groß ist, was zu starker Treppenbildung im MC führt.

4.1   Der Marching-Cubes Algorithmus

Vorteile des MC Algorithmus gegenüber konturverbindenden Verfahren sind seine
Robustheit, Geschwindigkeit, Vollautomatisiertheit, gleichberechtigte Behandlung
der drei Dimensionen, die Möglichkeit, auf einem deformierten Gitter zu arbeiten,
sowie die einfache Verständlichkeit seines Vorgehens.

4.1.1   Grundidee des MC-Algorithmus

Der Marching-Cubes Algorithmus basiert auf Eingabedaten, die auf einem regel-
mäßigen Gitter vorliegen. Dieses Gitter wird aus Würfeln aufgebaut, deren acht
Ecken gerade den Mittelpunkten von acht Voxeln aus zwei übereinanderliegenden
Schichten im Volumendatensatz entsprechen. Zur Unterscheidung werden die Git-
tereckpunkte auch Würfelecken genannt, wohingegen ein Eckpunkt eines Dreiecks
des zu erzeugenden Oberflächennetzes immer als Vertex bezeichnet wird.

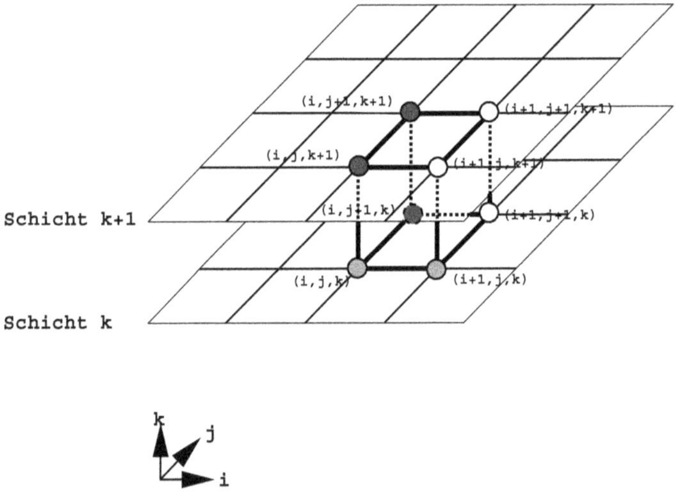

Abbildung 4.1: Ein Würfel im Gitter der Eingabedaten [Lie96].

Der *Marching-Cube* wandert über alle Würfel des CT-Eingabedatensatzes und untersucht anhand der Grauwerte in den Würfelecken, ob die durch den angegebenen
Schwellwert festgelegte Oberfläche den Würfel schneidet:

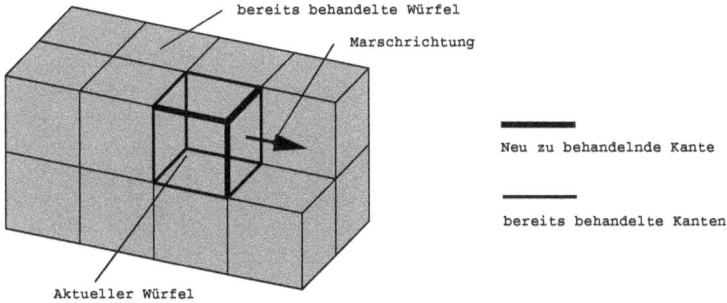

Abbildung 4.2: Aktueller Würfel mit neuen und bereits behandelten Kanten [Lie96].

Dabei können die Würfelecken die zwei Zustände markiert (im Objekt liegend) oder unmarkiert (außerhalb des Objekts liegend) annehmen. Die gesuchte Oberfläche schneidet gerade die Kanten der Würfel, von denen eine oder mehrere Ecken markiert und die anderen unmarkiert sind.

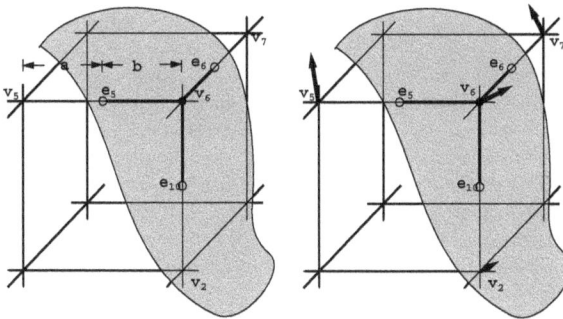

Abbildung 4.3: Lineare Interpolation im MC Algorithmus. Links: Der Schnittpunkt der gesuchten Oberfläche mit einer Würfelkante, rechts: Aus den Normalen an den Ecken des Würfels wird durch lineare Interpolation die Normale an einem Schnittpunkt ermittelt [Lie96].

Nimmt man an, daß die Oberfläche in diesem Fall die Kante *genau einmal* schneidet, so ergeben sich $2^8 = 256$ Arten, auf die die Oberfläche einen Würfel schneiden kann. Numeriert man diese 256 Fälle durch, so kann man sie tabellieren und die Oberflächen-Kanten-Schnitte in einer Tabelle ablegen (Look-up table). Diese 256 Fälle lassen sich durch Symmetrien, Rotation, Spiegelung und Komplementbildung auf 14 Äquivalenzklassen abbilden, die die jeweilige Triangulierung in diesem Würfel festlegen und bei der Oberflächengenerierung einfach abgerufen werden können.

4.1.2   Auflösung topologischer Mehrdeutigkeiten

Bevor man die Triangulierung der einzelnen Fälle vornehmen kann, müssen oft noch sogenannte *topologische Mehrdeutigkeiten* (topological ambiguities) geklärt werden. Diese treten auf, wenn für den gegebenen Fall der markierten Würfelecken mehrere Triangulierungen möglich sind. Die topologische Inkonsistenz in solchen Fällen führt zu Löchern in der Oberfläche. Diese sind in der Visualisierung klar sichtbar und machen eine anschließende Weiterverarbeitung des Oberflächenmodells zu einem Finite-Elemente-Modell unmöglich.

Das Problem kann vermieden werden, sofern man in beiden Würfeln, die eine zweideutige Seite gemein haben, beide gleich behandelt, also entweder in beiden Seiten trennend oder in beiden Seiten verbindend trianguliert:

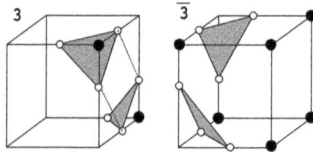

Abbildung 4.4: Mehrdeutige Würfelkonstellation. Im linken Würfel wird trennend, im rechten verbindend trianguliert. Zwischen den gestrichelten Linien entsteht ein Loch in der Triangulierung der Oberfläche [Lie96].

Neben der unbedingt erforderlichen *Konsistenz* der Auflösung zweideutiger Würfelseiten ist auch die *topologische Korrektheit* der erzeugten Oberfläche Voraussetzung für ein korrektes Modell der Knochenoberfläche.

Für diskrete Datensätze muß die Auflösung der Mehrdeutigkeiten entsprechend einem angenommenen Interpolationsschema zwischen den diskreten Werten an den Würfelecken geschehen. Um korrekte topologische Auflösung im Algorithmus zu ermöglichen, muß für die betroffenen Äquivalenzklassen, die zweideutige Würfelseiten aufweisen, für jede mögliche Auflösung jeder zweideutigen Würfelseite eine eigene Triangulierung bereitgestellt werden.

Die Auflösung der Mehrdeutigkeiten im MC kann mittels verschiedener Strategien erfolgen, wie z.B. durch *willkürliche, konsistente Auflösung* (Zellzerlegung, feste Auflösung der Mehrdeutigkeit, zufällige Auflösung) oder durch *Heuristische Topologierekonstruktion* (Funktionsauswertung am Seitenmittelpunkt, Seitenmittelwert (facial average), Gradienten-Heuristik und Bilineare Interpolation (bilinear interpolation, asymptotic decider)). Diese Methoden sind bis auf die Zellzerlegung im MC-Programm über eine Option auswählbar.

Die betroffenen Äquivalenzklassen und die zugehörigen topologischen Subfälle sowie die implementierten Algorithmen zur Auflösung der Mehrdeutigkeiten werden in [Lie96] beschrieben, wo die volle Multi-entry Look-up Tabelle mit allen topologischen Subfällen und deren Triangulierungen beschrieben ist. Vorteil dieser vollen multi-entry Tabelle ist, daß sie alle Auflösungsmethoden erlaubt, von denen die bilineare Interpolation auf einer Würfelfläche der Philosophie der linearen Interpolation entlang der Würfelkanten entspricht.

4.1.3 Netztopologie und Anti-Gridsnapping

Trotz der Ausführlichkeit, mit der die topologische Mehrdeutigkeit von Würfelflächen in der Literatur diskutiert wird, erscheint die Frage nach topologischen Eigenschaften der erzeugten Oberflächennetze, d.h. die Frage, ob die erzeugte Oberfläche 2-mannigfaltig ist, in keinem der zitierten Artikel. Das mag daran liegen, daß MC-Techniken bisher hauptsächlich zur Visualisierung eingesetzt wurden. Modelle für Finite-Elemente-Rechnungen stammen bisher typischerweise aus CAD-Systemen.

In der medizinischen FEM-Pipeline müssen jedoch die generierten Oberflächenmodelle zwingend 2-mannigfaltig sein . Dies bedeutet, daß kein Punkt des Netzes *komplex* ist, daß keine Kante zu mehr als zwei Dreiecken gehört und daß keine Dreiecke aufeinanderfallen. Daher wird im MC-Programm neben der Berechnung der Orientierung der Dreiecke und der Nachbarschaften vor allem die neue Technik des *Anti-Gridsnappings* eingesetzt, um sicherzustellen, daß das Ausgabenetz des MC-Algorithmus 2-mannigfaltig ist und die Voraussetzung für eine spätere Vernetzung im Volumen mit Finiten Elementen erfüllt.

Komplexe Vertices und Mehrfachkanten ergeben sich, wenn einer oder mehrere der Schnittpunkte der zu generierenden Oberfläche mit den 12 Würfelkanten in einen Würfeleckpunkt fallen, d.h. wenn die Funktionswerte an einem oder mehreren Eckpunkten gleich dem Grenzwert c sind ($f(p_{ijk}) = c$):

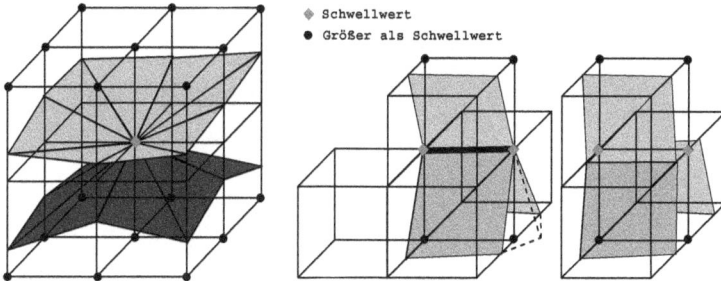

Abbildung 4.5: Entstehung eines komplexen Vertex und einer Mehrfachkante [Lie96].

Desweiteren kann es zu degenerierten Dreiecken kommen. Abbildung 4.6 zeigt, wie in den kritischen Fällen Dreiecke aus der ursprünglichen Triangulierung, wie sie in der Look-up Tabelle abgelegt ist, zu einem Punkt oder einer Geraden degenerieren oder aber Dreiecke bleiben. So fallen beispielsweise im dritten Bildpaar an beiden vorderen unteren Eckpunkten der Funktionswert und der Grenzwert c zusammen. Das Dreieck degeneriert zu einer Geraden, die mit der Würfelkante zusammenfällt.

Die Grundidee des Anti-Grid-Snappings ist nun, den vorgegebenen Schwellwert geringfügig zu erniedrigen, wenn bei der Berechnung des Schnittpunkts der Oberfläche mit einer Würfelkante der Fall auftritt, daß der Schnittpunkt in einer Würfelecke liegen würde. Dadurch ändert sich die Klassifikation des Falls nicht, es ergeben sich aber nur Schnittpunkte, die innerhalb der Würfelkanten liegen. Damit ist die Voraussetzung für die Entstehung von 2-mannigfaltigen Oberflächen erfüllt.

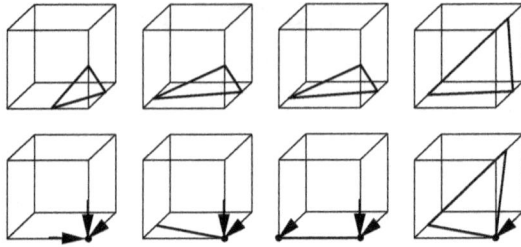

Abbildung 4.6: Degeneration von Dreiecken an Würfelecken [Lie96].

Als Beispiel ist in Abbildung 4.5 die Auflösung einer Mehrfachkante durch Anti-Grid-Snapping dargestellt.

Der MC-Algorithmus erzeugt also Oberflächennetze mit gesetzten Nachbarschaftsbeziehungen, die aufgrund des Anti-Grid-Snappings keine geometrisch komplexen Vertices und keine degenerierten Dreiecke enthalten.

4.1.4 Datenreduktion durch Grid-Snapping

In Fällen, in denen die Oberfläche den Würfel nahe einem Würfeleckpunkt schneidet, entstehen kleine Dreiecke. Liegt der Schnitt nahe entlang einer Würfelkante, so entstehen sehr spitze Dreiecke:

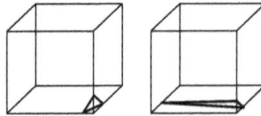

Abbildung 4.7: Entstehung kleiner und spitzer Dreiecke [Lie96].

Solche Dreiecke reduzieren die Güte einer Triangulierung z.B. durch ungünstige Seitenverhältnisse (spitze Dreiecke) und erhöhen die Zahl der Dreiecke ohne zur Approximation der Oberfläche wirklich beizutragen. Sie können durch *Grid-Snapping* effektiv entfernt werden. Dazu werden die Abstände der Schnittpunkte der Oberfläche mit den Würfelkanten zu den Würfeleckpunkten ermittelt. Unterschreitet diese Distanz eine vorgegebene Schwelle d_{snap}, so wird der Schnittpunkt auf den am nächsten liegenden Würfeleckpunkt gezogen. Schnappen mehrere Schnittpunkte eines Dreiecks zum gleichen Eckpunkt, so degeneriert es und wird aus der Triangulierung der Oberfläche entfernt. Zusätzlich werden noch die Würfeleckpunkte, zu denen mehrere Punkte geschnappt sind, in den Schwerpunkt der auf ihn geschnappten Schnittpunkte verschoben, um eine bessere Approximation zu erhalten. Das Zusammensurren wird nur durchgeführt, wenn keine Mehrfachkanten erzeugt werden, da sich sonst wieder nicht-2-mannigfaltige Netze bilden könnten.

Die Reduktionsrate durch das Grid-Snapping liegt bei einigen wenigen Prozenten bis zu ca. 40 Prozent. Der Vorteil dieser MC-spezifischen Reduktion ist es, daß sie auch bei großen Netzen ausgesprochen schnell ist.

4.1.5 Treppenstufenartefakt und Boxfilterung

Bei der Erzeugung von Oberflächenmodellen mit Hilfe des MC-Algorithmus tritt ein Artefakt auf, der zu treppenartigen Strukturen im erzeugten Oberflächennetz führt. Dieser *Treppenstufenartefakt* ist in Abbildung 4.8 für ein gesamtes Kiefermodell und vergrößert im Backenzahnbereich dargestellt:

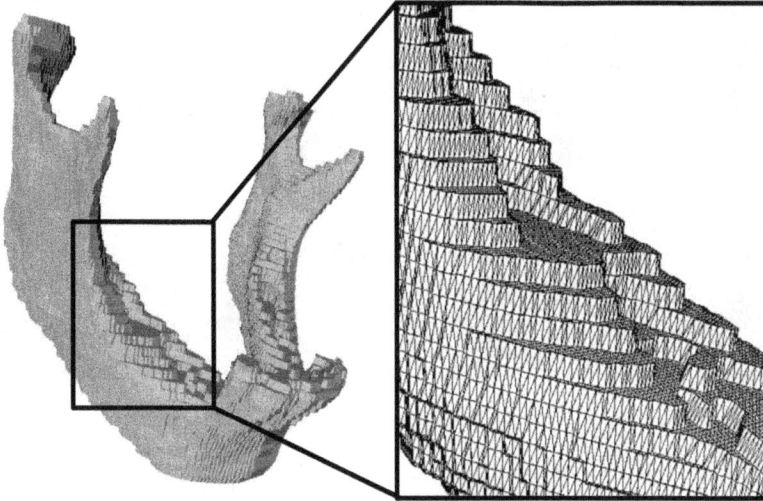

Abbildung 4.8: Treppenstufenartefakt des MC

Der Artefakt tritt auf, wenn der Rand des vom Knochen ausgefüllten hellen Bereichs in einer Schicht weiter als etwa ein Voxel gegen den entsprechenden Rand des Knochens in der Nachbarschicht verschoben ist. Dies ist insbesonders dann der Fall, wenn die Schichtaufnahmen mit großem Abstand aufgenommen wurden oder wenn die Knochenoberfläche sehr flach zu den Schichtaufnahmen verläuft.

In unserem Beispieldatensatz beträgt die Auflösung der segmentierten Bilddaten 512×512 Pixels in den Bildebenen bei einer Kantenlänge eines Pixels von 0,44 Millimetern. Der Abstand der 52 Schichtaufnahmen in der dritten Raumdimension (Z-Koordinate) beträgt jeweils 2,0 Millimeter, so daß die Auflösung in der dritten Raumdimension etwa 4.5 mal größer ist als in den Bildebenen. Die Voxels im Datensatz und damit auch die Würfel für den Marching Cube sind somit relativ schmal und hoch ausgerichtet, so daß vor allem im Backenzahnbereich, wo die Kieferoberfläche relativ flach zu den CT-Schichten verläuft, die zusammengehörigen Knochenränder in benachbarten Schichten um mehr als ein Voxel gegeneinander verschoben sind.

Da der MC-Algorithmus jedoch nur Dreiecke in etwa der Größe eines Würfels erzeugen kann und zudem die Triangulierungsinformation lokal gewinnt, kann er nicht über mehrere Würfellängen zwischen benachbarten Schichtaufnahmen die Randkonturen interpolierend verbinden.

Um die Auflösung in der x-y-Ebene und der z-Richtung etwa in Einklang zu bringen und die Würfel für den Marching Cube ausgeglichener zu gestalten, kann auf die Bilder ein zweidimensional mittelnder Boxfilter mit 4×4 Pixeln (Boxfilterungsfaktor 4) angewendet werden. Bild 4.9 zeigt eine segmentierte Schichtaufnahme vor und nach der Boxfilterung jeweils mit einer Vergrößerung am Rand des Knochens:

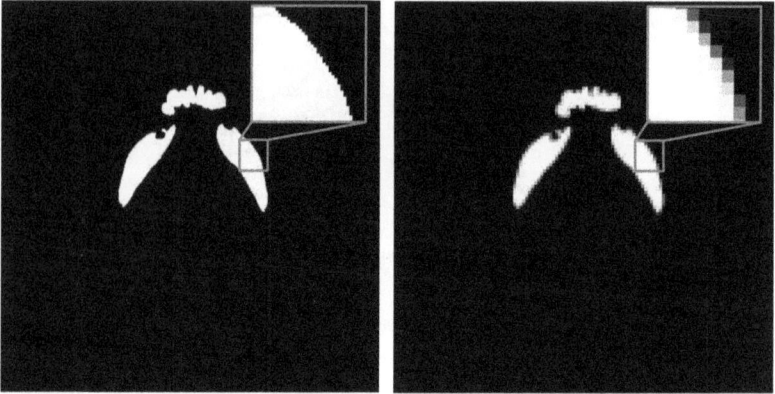

Abbildung 4.9: Schichtaufnahmen vor und nach der Boxfilterung

Die linke Aufnahme enthält binäre Information bei einer Auflösung von 512×512 Pixel. Die rechte Aufnahme enthält am Rand der Konturen die gemittelte Graustufeninformation und hat eine reduzierte Auflösung von 128×128 Pixel. Durch die reduzierte Auflösung in den Schichten wird die Höhe der Würfel der horizontalen Ausdehnung fast gleichgesetzt und so der Treppenstufenartefakt deutlich verringert:

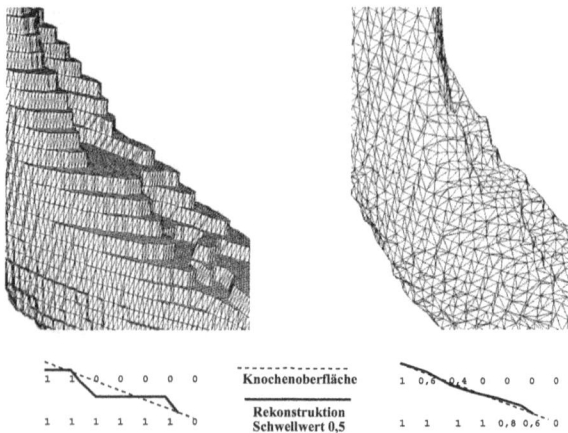

Abbildung 4.10: Verringerung des Treppenstufenartefaktes durch Boxfilterung

Abbildung 4.10 zeigt die Entstehung des Treppenstufenartefakts in den Binärdaten mit unausgeglichenem Seitenverhältnis der Würfel und die Milderung dieses Effekts mit Hilfe einer Boxfilterung der CT-Daten, die zu einer deutlich glatteren Modelloberfläche führt.

Da der MC-Algorithmus ebenfalls interpolierend arbeitet und die erzeugten Oberflächenmodelle reduziert werden müssen, da ihre Auflösung für die FE-Modellbildung zu hoch ist, ist der entstehende geometrische Fehler durch die Boxfilterung vernachlässigbar. Die Laufzeit des MC-Programms sowie die Anzahl der Dreiecke im generierten Oberflächennetz nehmen jedoch aufgrund der Boxfilterung ab. Bei unserem Beispieldatensatz verringert sich die Anzahl der Dreiecke in der Approximation von 125628 auf 18516, d.h. auf etwa 14,7% . Diese Reduktion entspricht etwa der Reduzierung der Voxelanzahl des Datensatzes auf $\frac{1}{16}$, die für die Oberfläche eine Reduktion auf $(\frac{1}{16})^{\frac{2}{3}} \approx 0,157$ bewirkt.

Zum Vergleich zeigt Abbildung 4.11 die rekonstruierten Kieferoberflächen aus den hochaufgelösten Schichtaufnahmen (links, mit starkem Treppenstufenartefakt) und aus den reduzierten Schichtaufnahmen (rechts, mit geringem Treppenstufenartefakt):

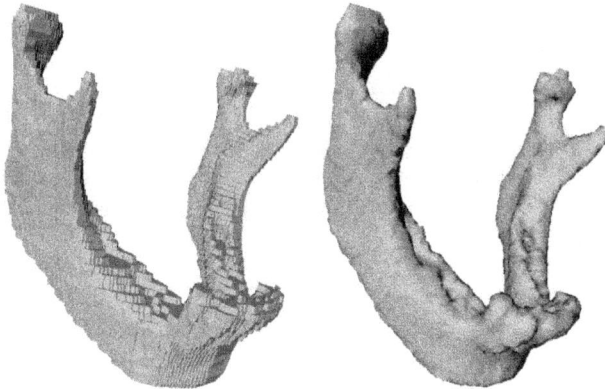

Abbildung 4.11: Reduktion des Treppenstufenartefakts durch Boxfilterung

4.1.6 Abschließende Skalierung des Modells

Der Marching-Cubes Algorithmus verwendet die Kantenlänge der Voxels in den Schichtaufnahmen als Bezugslänge, zu der alle anderen Maße wie z.B. der Schichtenabstand relativ angegeben werden. Um für die spätere FE-Analyse ein Modell in Originalgröße zu erhalten, muß also das rekonstruierte Modell abschließend auf die Maßeinheit Millimeter skaliert werden.

Dazu wird das im CT-Datensatz angegebene Maß für die Auflösung in den Schichten mit dem Boxfilterungsfaktor multipliziert, um die Breite eines Voxels in Millimetern zu erhalten. Mit diesem Faktor muß dann das Kiefermodell in allen drei Dimensionen skaliert werden.

4.2 Durchführung einer MC-Rekonstruktion

Die praktische Rekonstruktion eines Kiefermodells soll anhand der im Abschnitt 3.2.4 segmentierten CT-Aufnahmen dargestellt werden.

Zunächst kann die Auflösung 512×512 der segmentierten Aufnahmen mit dem Programm *rleDim* verifiziert werden. Dann werden die binären Schichtaufnahmen mit *rleScale4* einer Boxfilterung mit dem Faktor 4 unterzogen, wodurch Grauwertbilder der Auflösung 128×128 entstehen. Dabei wird auch gleichzeitig ein Randbereich der Breite von zwei Voxeln in den Aufnahmen schwarz eingefärbt. Dies verhindert, daß die hellen Bereiche in den Schichten den Bildrand berühren und der MC-Algorithmus an dieser Stelle ein Loch in der Knochenoberfläche erzeugt. Die schwarze Berandung kann auch mit dem Programm *rleBorder* generiert werden, zur Skalierung stehen die Programme *rleScale2*, *rleScale4* und *rleScale8* zur Verfügung.

Im nächsten Schritt muß eine Beschreibungsdatei für den Marching Cube erstellt werden, die die Dateinamen der Schichtaufnahmen und deren jeweilige Höhenangabe (Z-Koordinate) im Voxeldatensatz angibt. Das Programm *MCdesc* erstellt diese Beschreibungsdatei mit folgenden Parametern für äquidistante Schichtaufnahmen:

```
MCdesc  -f 4  -s 0   -e 53   -r 1.134  Schicht.rle  Kiefer1.lst
```

Die Option *-f* gibt an, wieviele Stellen die Schichtnummer in den Dateinamen hat. Die Optionen *-s* und *-e* geben die Start- und die Endnummer der Schichten an, wobei hier Schicht 0 und Schicht 53 vollständig schwarz sein müssen. Hierfür stehen auch die Dateien *leer64.rle*, *leer128.rle*, *leer256.rle* und *leer512.rle* zur Verfügung. Der mit der Option *-r* angegebene Skalierungsfaktor gibt die Höhe der Würfel relativ zu ihrer Ausdehnung in den Schichten an. Er ergibt sich aus der Auflösung in Z-Richtung (2,0mm) geteilt durch die Auflösung in den Schichten (0,441mm) und geteilt durch den Boxfilterungsfaktor (4). Diese Werte werden jeweils mit dem CT-Datensatz ausgeliefert. Die Beschreibungsdatei *Kiefer1.lst* hat folgenden Inhalt:

```
; Descriptiondatei fuer Voxeldatensatz

54

Schicht0000.rle 0.000000 1.000000
Schicht0001.rle 1.134000 1.000000
Schicht0002.rle 2.268000 1.000000
Schicht0003.rle 3.402000 1.000000


    ...


Schicht0053.rle 60.102000 1.000000
```

In der zweiten Spalte der Beschreibungsdatei steht die zur Schicht gehörige Z-Koordinate. Falls die CT-Aufnahmen nicht äquidistant sein sollten, muß hier manuell die richtige Angabe eingetragen werden. Die in der dritten Spalte aufgeführte Schichtdicke wird vom MC-Programm nicht verwendet.

Die eigentliche Rekonstruktion wird vom Programm *MCube* oder seiner vereinfachten Version *MC* durchgeführt. Hier muß lediglich interaktiv der Name der Beschreibungsdatei, der Schwellwert für die Rekonstruktion sowie der Name der Ausgabedatei mit der Endung *.mesh* angegeben werden:

```
MC
Beschreibungsdatei:   Kiefer1.lst
Schwellwert:          127
Ausgabedatei:         Kiefer1_tmp.mesh
```

Das erzeugte Oberflächenmodell im *Mesh*-Format kann nun noch mit dem Programm *scaleMesh* so skaliert werden, daß alle Maße in Millimetern sind und das Modell in Originalgröße vorliegt. Hierfür muß die Größe der Pixels in den Schichtaufnahmen bestimmt und mit dem Kehrwert dieses Faktors skaliert werden. In unserem Fall ist die Auflösung in den Schichten 0,441mm mit dem Boxfilterungsfaktor 4 multipliziert worden, also ist jedes Pixel 1,764mm groß. Das Modell muß daher mit diesem Faktor skaliert werden. Als Bestandteil des Dateinamens ist die Anzahl der Vertices des generierten Modells empfehlenswert:

```
scaleMesh  1.764  Kiefer1_tmp.mesh  Kiefer1_9200.mesh
```

Das fertige Mesh-Oberflächennetz kann mit *showMesh* angezeigt werden.

4.3 Marching-Cubes Beispiele

Bis hierher wurden bereits einige Beispiele für die Rekonstruktion aus medizinischen Datensätzen vorgestellt, wie z.B. die Hautoberfläche (Abbildung 3.1 auf Seite 24), das Kleinhirn (Abbildung 3.4 auf Seite 26), der gesamte Schädelknochen (Abbildung 3.10 auf Seite 31) und der Kieferknochen (Abbildung 4.11 auf Seite 45).

Als weitere Beispiele sollen noch die Untersuchung von Unfall- und Kriminalitätsopfern (Schädelbruch durch Gewalteinwirkung) und die Rekonstruktion eines Herzens (aufgeschnittene Darstellung) vorgestellt werden:

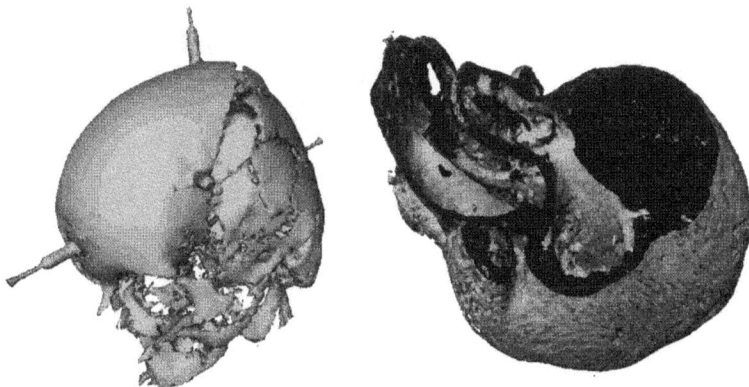

Abbildung 4.12: Weitere Beispiele für die MC-Rekonstruktion

4.4 Rekonstruktion aus Konturen

Als Alternative zur Rekonstruktion aus Bilderstapeln mit Hilfe des Marching-Cube können konturverbindende Algorithmen zur Rekonstruktion von Objekten aus Konturstapeln verwendet werden. Dies bietet sich an, wenn die Ausgangsdaten bereits in Konturdarstellung vorliegen und man den Umweg über die Konvertierung in Bilder und die Verwendung des Marching-Cube vermeiden möchte.

Als Beispiel dient hier die Rekonstruktion eines Femurs mit eingesetzter patientenindividuell geformter Hüftendoprothese. Hier wurde von Jürgen Wassermann am WSI/GRIS in Zusammenarbeit mit der Firma Fehling Medizintechnik ein Entwurfsprogramm für diese sogenannten Adaptiva-Prothesen als Modul der MEDStation entwickelt, mit dessen Hilfe der Querschnitt der Prothese an die Innenform der Kortikalis in den CT-Schichtaufnahmen angepaßt werden kann [GWW*97]. Dabei kommt bereits die Konturdarstellung zum Einsatz:

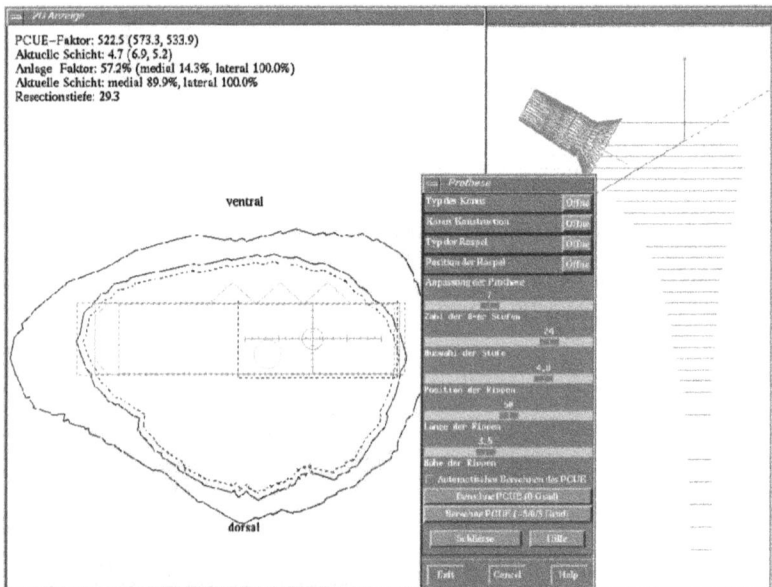

Abbildung 4.13: Design einer individuellen Hüftendoprothese mit Hilfe von Konturen, die aus CT-Aufnahmen gewonnen wurden.

Das Konturverbinden ist dem Marching-Cube zudem dann überlegen, wenn der Schichtenabstand in den CT-Datensätzen zur Schonung des Patienten relativ groß gewählt wurde und damit einerseits der Treppenartefakt des MC stark zunimmt und andererseits Flächen nicht mehr verbunden werden, die flach zur Bildebene verlaufen:

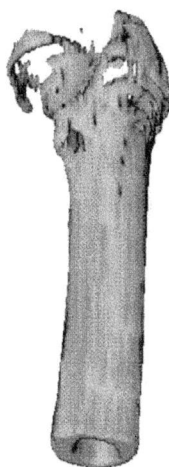

Abbildung 4.14: Mit dem MC rekonstruierter Femur mit starkem Treppenartefakt und großen Lücken in der Oberfläche.

Abbildung 4.14 zeigt einen solchen mit dem Marching-Cube rekonstruierten Femur, dessen dünne und über benachbarte Schichten weit gegeneinander verschobene Kortikalis zu einem auffälligen Treppenartefakt und großen Oberflächenlücken führt. Diese Nachteile der MC-Rekonstruktion können auch durch stärkere Boxfilterung und die anschließende Reduktion nicht zufriedenstellend verringert werden.

In der Konturdarstellung werden die Schnitte eines Objektes in jeder Schicht durch äußere und innere Konturen begrenzt. Die äußeren Konturen stellen die Knochenoberfläche dar (vgl. Abbildung 3.13 auf Seite 36). Die inneren Konturen stellen die inneren Strukturen des Knochens (Grenzfläche Kortikalis/Spongiosa) oder die Implantatoberfläche dar. Die Oberflächenbeschreibung kann durch eine Triangulierung von Konturen jeweils benachbarter Schichten erreicht werden. Dabei wird immer ein Punkt einer Kontur mit einem Punkt einer zugeordneten Kontur der Nachbarschicht verbunden. Dabei ergeben sich im wesentlichen zwei Zuordnungsprobleme: welche Konturen sind miteinander zu verbinden (*topologische Zuordnung, Korrespondenzproblem*) und welche Punkte zueinandergehöriger Konturen sind miteinander zu verbinden (*geometrische Zuordnung*).

Im allgemeinen sind für konturverbindende Verfahren auch einfachere Szenarien zur Reduktion der Zahl der Dreiecke denkbar, wobei zunächst die Anzahl der Punkte in den Konturen bei kontrolliertem Fehler reduziert wird, wofür ein zweidimensionales Analogon des in Kapitel 5 beschriebenen Reduktionsalgorithmus geeignet ist. Anschließend können diese reduzierten Konturen verbunden werden.

Ein weiterer Vorteil ist, daß das Verschneiden der Knochengeometrie mit der Implantatgeometrie bereits in den Schichten auf Basis der ebenen Polygone erfolgen kann, wodurch aufwendige Schnittalgorithmen in 3D obsolet werden (vgl. Kap. 6).

Die folgende Abbildung zeigt die äußere und innere Kontur eines Femurs und die rechteckige Kontur des Implantats, die bereits in den Schichten durch einfachen Polygonschnitt miteinander verschnitten werden können:

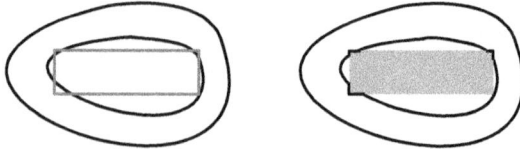

Abbildung 4.15: Verschneiden von Konturen bereits in den Schichten

Aufgrund der genannten Vorteile wird momentan am WSI/GRIS von Dr. Andreas Schilling an verbesserten automatisierten Konturverbindungsalgorithmen gearbeitet, die dann in einem neuen Projekt zur FE-Modellierung des Femurs mit implantierter Hüftendoprothese eingesetzt werden.

Kapitel 5

Reduktion der Oberflächenmodelle

Die mit dem Marching-Cubes-Programm generierten Oberflächenmodelle von Knochen enthalten trotz der vorgeschalteten Boxfilterung der CT-Daten und der Vorreduktion durch das Grid-Snapping eine erhebliche Anzahl kleiner Dreiecke, die einerseits zur hinreichend genauen Darstellung der Knochenoberfläche nicht notwendig sind und die andererseits nach der Vernetzung im Volumen zu Finite-Elemente-Modellen mit einer enormen Anzahl von Elementen führen würden. Diese FE-Modelle sind jedoch mit den typischerweise in Kliniken zur Verfügung stehenden FE-Programmen und Rechnern nicht handhabbar. Daher ist im Anschluß an die Rekonstruktion der Knochenoberfläche die Reduktion dieser Dreiecksnetze im Ablauf der medizinischen FEM-Pipeline nötig.

Dieses Kapitel beschreibt die Anforderungen an einen geeigneten Reduktionsalgorithmus, den einseitigen Hausdorffabstand als globales Reduktionskriterium, die Entfernung von Vertices und die dadurch notwendige Retriangulierung der entstandenen Löcher, den Test auf Selbstdurchdringung sowie den Aufbau des Multiresolution-Modells.

5.1 Anforderungen an den Reduktionsalgorithmus

Folgende Anforderungen werden aus Sicht der medizinischen FEM-Pipeline an den Reduktionsalgorithmus gestellt:

- *Automatisierter Ablauf:*
  Die Reduktion soll weitgehend ohne Benutzereingriff ablaufen.

- *Fehlerkontrolle:*
  Der Abstand von Originalnetz O und reduziertem Netz R (Approximationsfehler) soll bei der Reduktion kontrolliert werden können.

- *Multiresolution-Modell mit ortsabhängiger Verfeinerung:*
  In bestimmten Bereichen, die für die FE-Rechnungen besonders interessant sind, soll das reduzierte Netz durch Wiedereinfügen bereits entfernter kleinerer Dreiecke interaktiv verfeinert werden können, z.b. im Bereich nahe der Implantate im Kiefer.

- *Topologieerhaltung, Erhaltung von Kanten:*
  Die Topologie der reduzierten Knochenoberfläche muß erhalten bleiben, wichtige Details der Oberfläche dürfen nicht "wegreduziert" werden.

- *Die Unterbindung von Selbstdurchdringung:*
  Das reduzierte Oberflächenmodell des Knochens darf keine Selbstdurchdringungen aufweisen, da die Vernetzung im Volumen mit Tetraedern dadurch unmöglich wäre.

- *Robustheit und Fehlertoleranz:*
  Das Reduktionsverfahren sollte numerisch stabil sein.

Um sowohl eine Reduktion bei vorgegebenem maximalen Approximationsfehler als auch die Generierung eines Multiresolution-Modells zur interaktiven ortsabhängigen Verfeinerung durch einen Benutzer zu ermöglichen, kann das Reduktionsprogramm wahlweise mit oder ohne Speicherung des MR-Modells gestartet werden:

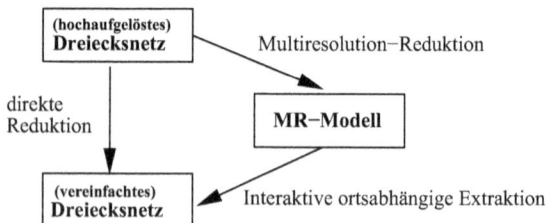

Abbildung 5.1: Die Reduktion kann direkt zum reduzierten Modell führen oder ein MR-Modell zur ortsabhängigen interaktiven Verfeinerung liefern [Lie96].

5.2   Beschreibung des Reduktionsalgorithmus

Zum Verständnis des Reduktionsalgorithmus wird zunächst der sogenannte einseitige Hausdorff-Abstand als globales Fehlermaß vorgestellt. Daran schließen sich als weitere Schritte die Vertexentfernung unter Vermeidung von Selbstdurchdringungen der reduzierten Oberfläche und die Retriangulierung der dabei entstandenen Löcher an. Der in den Algorithmus integrierte Multiresolution-Ansatz und der Multiresolution-Viewer beschließen diesen Abschnitt.

5.2.1   Der Hausdorff-Abstand als globales Fehlermaß

Die bisher in der Literatur beschriebenen Reduktionsverfahren [HDD*93, Ham94, Hop96, SZL92, Tur92, HH93, RB92, RR96, HHK*95, Kle94, Kle95, Kle96b] erlauben es bei der Reduktion beliebiger 2-mannigfaltiger Dreiecksnetze in der Regel nicht, einen globalen Fehler zwischen Eingabe- und reduziertem Netz zu kontrollieren. Wesentliches Merkmal des hier verwendeten Algorithmus von Gunther Liebich, Reinhard Klein und Jörg Krämer [KLS96] ist, daß die Anzahl der Dreiecke eines Oberflächenmodells reduziert und gleichzeitig ein benutzerdefinierter Approximationsfehler zwischen dem Originalnetz und dem reduziertem Netz garantiert wird.

Als globales Fehlermaß dient der *einseitige Hausdorffabstand* $d_E(X, Y)$ einer Menge X zu einer Menge $Y (X, Y \in \mathbb{R}^n)$. Er ist gegeben durch

$$d_E(X, Y) = \sup_{x \in X} d(x, Y) \qquad (5.1)$$

Aus dieser Definition ergibt sich, daß es für jeden Punkt des Originalnetzes O einen Punkt im reduzierten Netz R gibt, so daß diese sich einander näher als der vorgegebene maximale Fehler ϵ liegen, falls der einseitige Hausdorffabstand $d_E(O, R)$ des Originalnetzes O zum reduzierten Netz R kleiner als ϵ ist:

$$\forall x \in O \exists y \in R \text{ mit } d(x, y) < \epsilon. \qquad (5.2)$$

Umgekehrt folgt aus dieser Aussage

$$d_E(X, Y) \leq \epsilon.$$

Der einseitige Hausdorffabstand ist jedoch keine Metrik auf der Menge aller Untermengen von $\mathbb{R}^n$, da er nicht symmetrisch ist. Abbildung 5.2 zeigt Beispiele zur Illustration der Asymmetrie des einseitigen Hausdorffabstands:

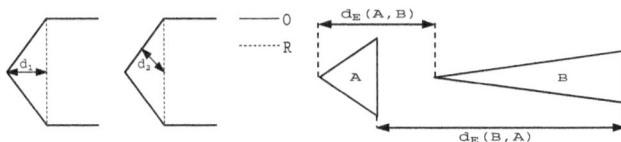

Abbildung 5.2: Die Unsymmetrie des einseitigen Hausdorffabstandes im 2D [Lie96].

Im Gegensatz zum einseitigen Hausdorffabstand ist der Hausdorffabstand zweier Mengen $X, Y \in \mathbb{R}^n$ definiert durch

$$d_H(X,Y) = max(d_E(X,Y), d_E(Y,X))$$

Der Algorithmus verwendet eine obere Schranke für den Hausdorffabstand bzw. einseitigen Hausdorffabstand, die diesen um eine topologische Komponente erweitert, die der Intuition von Abstand zweier Oberflächen näher kommt:

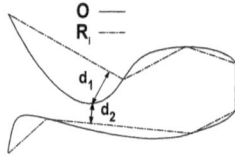

Abbildung 5.3: Obwohl der Abstand d_2 kleiner ist als der Abstand d_1, wird wegen der topologischen Korrespondenz d_1 als kritische Distanz gemessen [Lie96].

Das reduzierte Dreiecksnetz befindet sich sozusagen innerhalb eines ϵ-Schlauchs um das Originalnetz O, wobei ϵ der frei wählbare Approximationsfehler ist.

5.2.2   Vertexentfernung und Retriangulierung

Für jeden Vertex des Originalnetzes wird nun ein sogenannter *potentieller Fehler* ermittelt, der durch die Entfernung dieses Vertex entstehen würde. Nach diesem potentiellen Fehler werden alle Vertices in eine *Prioritätswarteschlange* einsortiert. Dann werden sukzessive Vertices aus dem Originalnetz entfernt, vorausgesetzt der potentielle Fehler ist kleiner als der vom Benutzer vorgegebene Approximationsfehler ϵ. Ist er dies nicht, so kann kein weiterer Vertex entfernt werden, ohne daß der Abstand zwischen dem aktuellen Netz und dem Originalnetz größer als ϵ wird.

Wenn ein Vertex v herausgenommen wird, werden die Dreiecke des Reduktionsgebietes aus dem Netz entfernt und das entstehende Loch neu trianguliert. Die Korrespondenz der Vertices, die mit einem der gelöschten Dreiecke des Reduktionsgebietes korrespondierten, sowie die Korrespondenz des entfernten Vertex wird aktualisiert. Außerdem wird für alle Vertices $v_1, v_2, ..., v_n, n \in \mathbb{N}$ des Randes des beeinflußten Gebietes der potentielle Fehler neu berechnet:

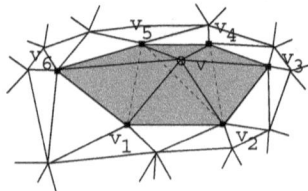

Abbildung 5.4: Wird ein Vertex v entfernt, müssen die potentiellen Fehler seiner benachbarten Vertices $v_1, ..., v_n$ neu berechnet werden [KLS96].

Die benachbarten Vertices eines zu entfernenden Vertex bilden ein dreidimensionales Polygon. Um die neue Triangulierung dieses Polygons zu bestimmen, wird es in
die Durchschnittsebene projiziert, wodurch das Problem auf das der Triangulierung
eines ebenen Polygon zurückgeführt wird. Es muß sichergestellt werden, daß aus
der zweidimensionalen Triangulierung eine gültige 3D-Triangulierung ohne Selbstdurchdringungen wird. Das ebene Polygon wird daher auf Selbstschnitt getestet.
Schneidet es sich selbst, so kann der Vertex R nicht entfernt werden [Tur92] oder
es muß eine andere Projektionsebene gewählt werden. Zudem kann ein Vertex nur
entfernt werden, wenn zusätzliche Topologie- und Geometrietests erfüllt werden.

Zur Retriangulierung des entstandenen Lochs wird die bedingte Delaunay-Triangulierung [Kr"95, Kle95] verwendet, die in der Ebene den minimalen Winkel der
Dreiecke maximiert und dadurch für eine spätere Finite-Elemente-Modellierung besonders geeignet ist:

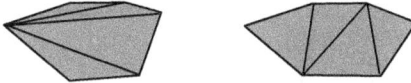

Abbildung 5.5: Triangulierungsstrategien für ebene Polygone: links eine geometrieabhängige Triangulierung, rechts die bedingte Delaunay-Triangulierung.

Da der Reduktionsalgorithmus inkrementell arbeitet und sich der garantierte Fehler
während der Reduktion langsam erhöht, können zu vorgegebenen Fehlern Level-of-
Detail-Netze gespeichert und anschließend weitergerechnet werden. Dabei akkumu-
liert sich der Fehler im Gegensatz zu anderen Reduktionsalgorithmen nicht über
mehrere Reduktionsschritte, da der aktuelle Fehler immer global kontrolliert wird.
Die Abbildung 5.6 zeigt drei LODs eines reduzierten Kieferknochens:

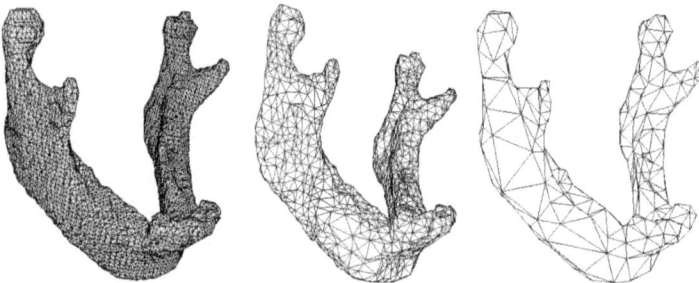

Abbildung 5.6: Drei verschiedene Levels-of-detail eines Kieferknochens mit jeweils
konstantem Approximationsfehler von $\epsilon = 0$ Pixel (9208 Vertices), $\epsilon = 0.2$ Pixel
(2069 Vertices) und $\epsilon = 1.0$ Pixel (288 Vertices).

5.2.3   Vermeidung von Selbstdurchdringungen

Bei der Retriangulierung ist es weiterhin wichtig, einen Test auf Selbstdurchdringung der reduzierten Oberfläche durchzuführen. Selbstdurchdringungen treten vor allem dann auf, wenn der Knochen sehr dünn ist, z.B. an den Kondylen des Kiefers. Durch Entfernen eines Vertex und Retriangulieren des entstandenen Lochs mit in der Regel "flacheren" Dreiecken kann es zum Selbstschnitt der reduzierten Oberfläche mit sich selbst kommen, was ein späteres Vernetzen im Inneren mit Tetraedern unmöglich macht. Vertices, deren Entfernen zum Selbstschnitt der Oberfläche führen würde, können also nicht aus dem Oberflächennetz entfernt werden. Abbildung 5.7 zeigt diesen Sachverhalt an einem Beispiel:

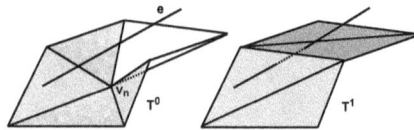

Abbildung 5.7: Links: Originalnetz vor der Entfernung des Vertex v_n. Rechts: Nach der Entfernung von v_n kommt es zur Selbstdurchdringung der Oberfläche.

5.2.4   Der Multiresolution-Ansatz

Ein weiterer entscheidender Vorteil des hier beschriebenen Reduktionsalgorithmus gegenüber anderen, ebenfalls den globalen Fehler kontrollierenden Konkurrenten [CVM*96, KT96, RR96] ist die Möglichkeit, ihn mit einem *Multiresolution-Modell* zu verbinden. Dieses geht von der Idee aus, daß ein detailliertes Eingabemodell zu einer Approximation vereinfacht werden kann und mit einem geeigneten Maß die Güte der Approximation mit dem Original verglichen werden kann. Gegenüber einem Level-of-detail-Modell (LOD-Modell) kann man jedoch den globalen Approximationsfehler kontinuierlich einstellen. Ein MR-Modell im engeren Sinne erlaubt sogar die Vorgabe eines ortsabhängigen Approximationsfehlers.

Wird das Reduktionsprogramm im MR-Modus gestartet, so werden zu jedem Reduktionsschritt der entfernte Vertex, die entfernten Dreiecke (Ceiling), die im Retriangulierungsgebiet neu eingefügten Dreiecke (Floor) sowie der Fehler als ein sogenanntes *MR-Fragment* gespeichert. Die Menge aller Fragmente stellt dabei die gesamte Multitriangulierung dar. Die Ceiling-Fragmente können später wieder ortsabhängig in das MR-Modell eingefügt werden, da die Vertices des reduzierten Netzes eine Untermenge der ursprünglichen Vertices sind und die Berandung des beeinflußten Gebietes unverändert bleibt.

Die vom Reduktionsprogramm erzeugten MR-Modelle bieten dem Benutzer über den *Multiresolution-Editor* eine Reihe von Editierfunktionen. Zur Implementierung wurde die objektorientierte Graphikbibliothek OpenInventor von Silicon Graphics verwendet. Diese stellt in der Klasse SoSceneViewer neben umfangreichen Schattiermöglichkeiten für Dreiecksoberflächenmodelle wie z.B. Farb- und Materialeditoren die grundlegenden Interaktionen wie Rotieren und Zoomen bereit. Diese Operationen sind auf die Elemente eines *Szenengraphen* anwendbar, in dem Punktkoordinaten, Normalen sowie aus diesen aufgebaute Flächen, ebenso wie Material- und Farbinformationen, abgelegt werden. Der Viewer arbeitet den Szenengraph ab und stellt ein entsprechendes 3D-Modell dar. Ebenfalls integriert sind Klassen zum *Picken* von im Szenengraph abgelegten Objekten. Dieser Mechanismus wurde in der Implementierung der Klasse SoPickableMesh zum Selektieren von Vertices genutzt. SoPickableMesh stellt die Verbindung zwischen den reinen Netzklassen von OBMS des Lehrstuhls und dem Inventor-Szenengraphen her, in den es eingebaut wird.

Die gesamte Benutzungsoberfläche zur Eingabe von Approximationsfehlern, Modi, Meldungen sowie Schaltflächen wurde in OSF/Motif erstellt:

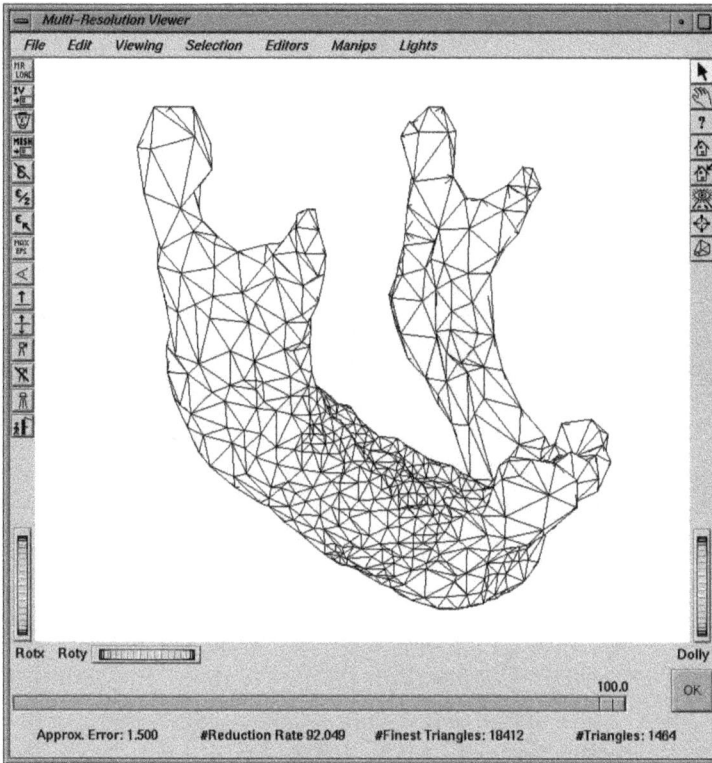

Abbildung 5.8: Die Benutzungsoberfläche des Multiresolution-Viewers. Dargestellt ist ein Kiefermodell, das zunächst reduziert und danach im rechten Backenzahnbereich wieder interaktiv verfeinert wurde.

Über die Buttons am linken Rand lassen sich MR-Modelle laden. Der Benutzer kann dann zunächst mit dem Schieberegler unterhalb des Anzeigebereichs den globalen Approximationsfehler ϵ für das gesamte Netz einstellen, so daß zwischen dem

Originalnetz und dem reduzierten Netz praktisch jede Zwischenstufe kontinuierlich auswählbar ist. Unterhalb des Schiebereglers wird der momentan eingestellte Approximationsfehler, die Reduktionsrate sowie die Anzahl der Originaldreiecke und die aktuelle Anzahl von Dreiecken angezeigt.

Die Schaltfläche "Fehlerhalbiermodus" ($\epsilon/2$) am linken Rand schaltet den Modus zur interaktiven ortsabhängigen Halbierung des Approximationsfehlers ein. Im vom Benutzer angeklickten Bereich wird der aktuelle Approximationsfehler halbiert, wodurch aus dem MR-Modell die entsprechenden MR-Fragmente in diesem Bereich wiedereingefügt und das Oberflächennetz verfeinert wird. Beim Kiefermodell können so die Bereiche verfeinert werden, wo später die Implantate eingesetzt werden. Diese Möglichkeit der ortsabhängigen Verfeinerung ist im Hinblick auf die Generierung eines FE-Modells interessant, da ein feineres Netz im Bereich der Implantate eine größere Genauigkeit bei der Simulation der Spannungen nahe dem Implantat erlaubt.

Obwohl der Reduktionsalgorithmus prinzipiell einen ortsabhängigen Fehler und somit eine dem Modell anpaßbare Reduktion erlaubt, war die Vorgehensweise, dem feinen Modell vor dem Start der Reduktion eine Fehlerfunktion vorzugeben, nicht genügend anwenderfreundlich. Zudem muß der ganze Reduktionslauf wiederholt werden, wenn das Ergebnis nicht zufriedenstellend ist. Daher wurde die interaktive Verfeinerung mittels des MR-Viewers vorgezogen.

Wurde ein Netz mit ortsabhängigem Fehler interaktiv durch Anklicken erzeugt, so läßt sich dieser Fehler wieder für alle Punkte auf den Fehler des Schiebereglers zurücksetzen.

5.3   Programme

Sowohl die direkte Reduktion als auch die Multiresolution-Reduktion werden mit dem Programm *reducer* durchgeführt. Bei Verwendung der Option *-mesh* wird direkt mit dem angegebenen Approximationsfehler reduziert, z.B.:

```
reducer  Kiefer1_9200.mesh  0.2  -mesh  Kiefer1_red.mesh
```

Durch Angabe der Option *-mrm* wird ein Multiresolution-Modell angelegt, das dann mit dem in Abbildung 5.8 gezeigten MR-Viewer-Programm *showMRM* interaktiv weiterbearbeitet werden kann. Abschließend ist die Kontrolle des erzeugten Netzes mit dem Programm *meshrepair* empfehlenswert, wobei auch im Dateinamen wieder die Anzahl der Vertices aufgenommen werden kann:

```
reducer  Kiefer1_9200.mesh  1.5  -mrm  Kiefer1_red.mrm
showMRM  Kiefer1_red.mrm
...
meshrepair -e -n Kiefer1_red.mesh Kiefer1_475.mesh
```

Kapitel 6

Modellierung der Implantate

Nach der Rekonstruktion und Reduktion der Knochenoberfläche folgt als nächster Schritt in der medizinischen FEM-Pipeline die Generierung der Implantatgeometrie, das Positionieren der Implantate im Kiefermodell und das Einbringen der notwendigen Bohrungen in den Knochen.

Als Implantate kommen heute meist Stifte in Zylinderform oder Stufenzylinderform zum Einsatz, die in unserem Modelliersystem genau wie das Kiefermodell als Oberflächennetze zur Verfügung stehen müssen. Für das Einsetzen und Positionieren der Implantatmodelle im Kiefermodell habe ich ein grafisches Positionierprogramm geschrieben, das sowohl die Auswahl eines oder mehrerer Implantate wie auch deren Positionierung im Knochen interaktiv ermöglicht. Nach erfolgter Positionierung kann der Anwender per Knopfdruck das Verschneiden der Oberflächennetze von Implantaten und Knochenmodell durchführen. Ziel des Verschneidealgorithmus ist dabei, den operativen Bohrvorgang möglichst gut nachzubilden.

Als Ergebnis dieses Schritts erhält der Benutzer das mit den entsprechenden Bohrungen für die Implantate versehene Kiefermodell sowie die Oberflächennetze der eingesetzten Implantate, so daß die erste Phase der geometrischen Modellierung in der medizinischen FEM-Pipeline damit abgeschlossen ist (vgl. Abschnitt 1.4 auf Seite 9ff). In diesem Kapitel werden die generierten Implantatmodelle, das Positionierprogramm sowie der verwendete Schnittalgorithmus für Dreiecksnetze vorgestellt.

6.1 Generierung der Implantatmodelle

Um eine möglichst einfache Handhabung der FEM-Pipeline für den Anwender des Systems sicherzustellen, habe ich das Programm *impGen* entwickelt, das Implantatmodelle erstellt, die folgende für die Modellbildung wichtigen Anforderungen erfüllen:

- *Verschiedene Formen:*
  Die derzeit für prothetische Versorgungen meistverwendeten Zylinder- und Stufenzylinderimplantate sollen bereits fertig generiert zur Verfügung stehen. Implantate mit Gewinde wurden nicht modelliert, da eine solch feine Auflösung nicht auf das FE-Modell des gesamten Kiefers angewandt werden kann.

- *Verschiedene Größen:*
  Die typischen Durchmesser dieser Implantate bewegen sich im Bereich von 3 bis 4mm, die Längen zwischen 8 und 15mm.

- *Verschiedene Auflösungen:*
  Die Oberflächennetze der Implantatmodelle sollen in mehreren Auflösungen zur Verfügung stehen, um auch hier vergleichende Rechnungen zu ermöglichen und die Implantatoberfläche der Kieferoberfläche anpassen zu können.

Das Programm *impGen* ist so konfigurierbar, daß Zylinder- und Stufenzylinderimplantate mit beliebiger Länge und Durchmessern als Dreiecksnetze einfach generiert werden können.

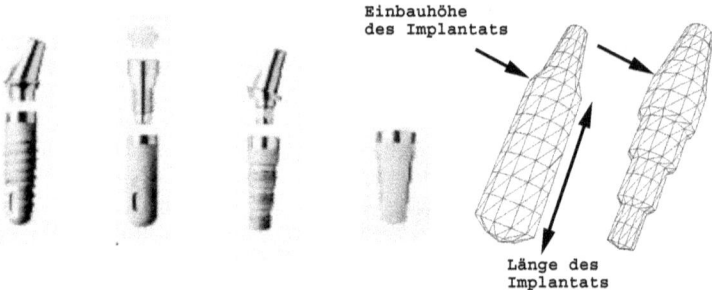

Abbildung 6.1: Die als Vorlage verwendeten Friatec-Implantate *IMZ* (Zylinderform) und *Frialit-2* (Stufenzylinder) [Fri98], jeweils mit und ohne Gewinde, sowie die mit dem Programm *impGen* generierten Implantatformen.

Die Implantate werden mit einem konusförmigen Aufsatz erzeugt, der die Suprakonstruktion aufnimmt und in den bei der FE-Analyse die Kaukräfte eingeleitet werden. Beim Einsetzen der Implantate in den Kieferknochen soll die in der Abbildung mit den Pfeilen gekennzeichnete Einbauhöhe der Implantate ungefähr mit der Knochenoberfläche abschließen.

In der Zukunft sind auch noch Implantatformen denkbar, die direkt aus CAD-Daten der Implantathersteller in ein Oberflächenmodell konvertiert und somit verwendet werden können.

6.2 Positionierung der Implantate

Die Positionierung der generierten Implantatmodelle im Kiefermodell erfolgt über ein interaktives Positionierprogramm, das ich wie den im letzten Kapitel vorgestellten Multiresolution-Viewer auf der Basis der OpenInventor-Grafikbibliothek erstellt und mit einer Motif-Benutzungsoberfläche ausgestattet habe. Abbildung 6.2 zeigt die Benutzungsoberfläche dieses Positionierprogramms:

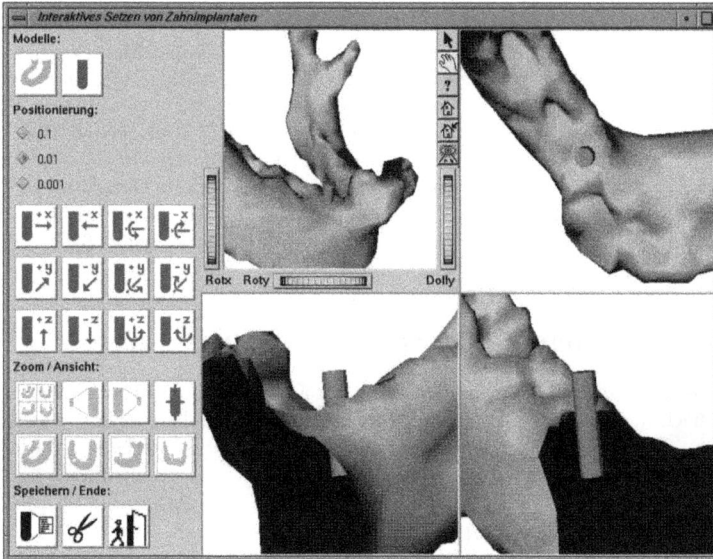

Abbildung 6.2: Benutzungsoberfläche des Positionierprogramms für Implantate mit seiner Schaltflächenleiste und den vier Ansichten.

Die Leiste von Schaltflächen auf der linken Seite erlaubt zunächst das Laden eines Kiefermodells und der einzusetzenden Implantatmodelle. Darunter befinden sich insgesamt zwölf blaue Schaltflächen zum Verschieben und Drehen des aktuell ausgewählten Implantats. Die drei darüber angeordneten Auswahlschalter dienen zum Einstellen der Schrittweite für die Feinpositionierung im Knochen, wobei sich die angegebenen Translationsfaktoren 0.1, 0.01 und 0.001 auf die Größe des Kiefermodells beziehen.

Das Kiefermodell mit den Implantaten wird in vier Ansichten angezeigt. Der Scene-Viewer oben links zeigt eine isometrische Ansicht, in der das Kiefermodell mit Hilfe der Maus oder der drei Drehschalter beliebig gedreht (linke Maustaste), verschoben (mittlere Maustaste) und vergrößert (Drehschalter "Dolly") werden kann. Falls mehrere Implantate eingesetzt werden, kann das aktuell zu positionierende Implantat in dieser Ansicht nach Anklicken der "Pfeil"-Schaltfläche in der Bedienleiste des Scene-Viewers per Mausklick bestimmt werden. Danach muß man wieder auf die "Hand"-Schaltfläche klicken, um das Kiefermodell bewegen zu können.

Die übrigen drei Ansichten zeigen jeweils die aktuelle Implantatposition in den Schnittebenen parallel zu den Koordinatenachsen. Dies ermöglicht eine bessere Kontrolle der Implantatposition im Kiefer. Hier wäre eine Darstellung der Grauwerte aus dem CT-Datensatz im Kieferinneren für den Anwender sehr hilfreich, um die Position der Implantate optimal auszuwählen. Dies ist noch nicht implementiert.

Die grünen Schaltflächen erlauben das Umschalten der vier Ansichten, von denen jede einzeln eingestellt werden kann und dann den gesamten Ansichtsbereich ausfüllt. Die anderen drei Ansichten werden dann nicht dargestellt, die Positionierung ist aber in vollem Umfang weiterhin möglich. Beim Heran- oder Wegzoomen des Implantats halbiert oder verdoppelt die virtuelle Kamera jedes Scene- und Plane-Viewers die Distanz zum aktuell ausgewählten Implantat und zeigt dadurch einen kleineren oder größeren Bereich um das Implantat in den Ansichten an.

Nach erfolgter Positionierung der Implantate kann der Benutzer mit Hilfe der "Schere"-Schaltfläche die Verschneidung der Oberflächennetze des Kiefermodells und der eingesetzten Implantate durchführen, wodurch ein neues Oberflächenmodell des Knochens mit den Bohrungen für die Implantate ermittelt und gespeichert wird. Der dazu verwendete spezielle Schnitt-Algorithmus wird im Abschnitt 6.4 beschrieben.

6.3   Der allgemeine Schnitt-Algorithmus

Da das Einsetzen von Implantaten in das Knochenmodell die Verschneidung von Oberflächennetzen voraussetzt, wurde von Jörg Krämer ein allgemeiner Schnittalgorithmus für beliebige Dreiecksnetze implementiert, der die Booleschen Operationen *Schnitt* und *Vereinigung* auf Basis von 2-mannigfaltigen Netzen durchführt.

6.3.1   Beschreibung des Schnittalgorithmus

Zunächst werden alle Dreiecke des ersten Netzes auf Schnitt mit den Dreiecken des zweiten Netzes untersucht, wobei zur Beschleunigung der Berechnungen ein Plane-Sweep-Algorithmus auf die Bounding-Boxes der Dreiecke angewandt wird. Danach werden die Schnittpunkte in beide Netze eingefügt und der Bereich entlang der Schnittlinie wird neu trianguliert. Durch die Neueinrichtung der Nachbarschaften der insgesamt vier Dreiecke, die zu jeder Kante entlang der Schnittlinie gehören, können nun die Operationen *Schnitt* und *Vereinigung* leicht realisiert werden:

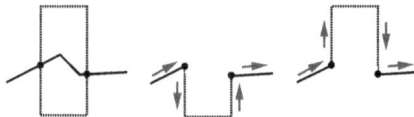

Abbildung 6.3: Realisierung der Operationen *Schnitt* und *Vereinigung* durch Neueinrichten der Nachbarschaften.

Als Ergebnis dieser Schnittoperation erhält man jedoch meist eine Vielzahl kleiner Dreiecke und Dreiecke mit ungünstigem Seitenverhältnis, die für eine anschließende FE-Modellierung ungeeignet sind. Dies ist in Abbildung 6.4 anhand zweier zylinderförmiger Dreiecksnetze dargestellt:

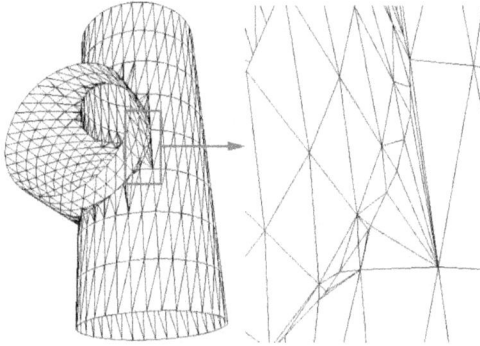

Abbildung 6.4: Allgemeiner Schnittalgorithmus: Entstehung ungünstiger Dreiecke entlang der Schnittlinie.

6.3.2 Fehlerkontrollierte Reduktion der Schnittlinie

Zur Verbesserung der Triangulierung wird im Anschluß an die Schnittoperation wiederum eine Reduktion unter Kontrolle des globalen Approximationsfehlers entlang der Schnittlinie durchgeführt, die jedoch meist nicht in ausreichendem Maße zu einer Verbesserung hinsichtlich der ungünstigen Dreiecke entlang der Schnittlinie führt:

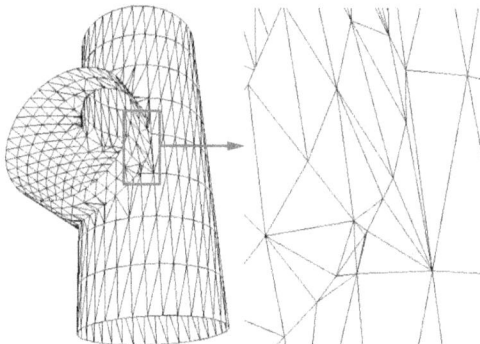

Abbildung 6.5: Allgemeiner Schnittalgorithmus: Schnittlinie nach der Reduktion.

Hier zeigt sich wiederum, daß die für Visualisierungszwecke ausreichenden Algorithmen zur Generierung hochwertiger FE-Modelle erweitert werden müssen, um ungünstige Dreiecke zu entfernen, die die numerische Stabilität der FE-Analyse gefährden.

6.3.3 Retriangulierung entlang der Schnittlinie

Um auch die relativ kleinen und spitzen Dreiecke im Schnittbereich im Hinblick auf die FE-Modellierung entfernen zu können, ist eine Delaunay-Retriangulierung mit Hilfe eines Winkelkriteriums erforderlich. Dabei werden alle Dreiecke entlang der Schnittlinie auf ihren kleinsten Winkel überprüft und bei Unterschreitung des 30°-Kriteriums retrianguliert. Die folgende Abbildung zeigt die Dreiecke entlang der Schnittlinie der beiden Zylinder nach der Retriangulierung:

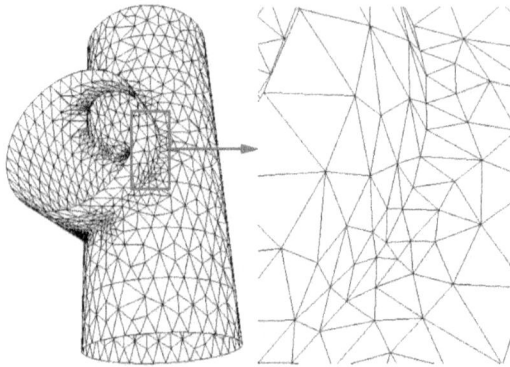

Abbildung 6.6: Allgemeiner Schnittalgorithmus: Dreiecke entlang der Schnittlinie nach der Verfeinerung mit einem Winkelkriterium.

6.4 Der Schnitt-Algorithmus für Zahnimplantate

Obwohl der allgemeine Schnitt-Algorithmus gute Ergebnisse beim Verschneiden von allgemeinen Dreiecksnetzen liefert, wurde aus den folgenden Gründen ein zweiter, speziell auf die Anforderungen des Implantateinsatzes in ein Knochenmodell zugeschnittener Algorithmus entworfen:

- *Begrenzte Anzahl von Implantatformen:*
  Ein allgemeiner Schnitt-Alorithmus ist nicht notwendig, da nur eine sehr begrenzte Anzahl von Implantatformen zum Einsatz kommen, die einen rotationssymmetrischen Querschnitt haben, wie z.B. Stift- und Stufenimplantate.

- *Unveränderbarkeit des Implantats:*
  Um den Schnitt-Algorithmus optimal an das Einsetzen des Implantats in den

Kiefer anzupassen, muß er so ausgelegt werden, daß nur die Kiefergeometrie und nicht die Implantatgeometrie verändert wird.

- *Vorgegebene "Einbautiefe" des Implantats:*
  Zahnimplantate werden immer so eingesetzt, daß deren oberer Rand mit der Knochenoberfläche bündig abschließt. Die nach der Bohrung verbleibende Knochenoberfläche soll also zum Implantatrand hin verlaufen.

- *Beachtung des Bohrvorgangs:*
  Vor dem Bohren wird die gewölbte Kieferoberfläche oft zuerst leicht einge-ebnet, um eine Auflagefläche für den Bohrer zu haben. Diese physikalischen Merkmale des Bohrvorgangs sollen ebenfalls beachtet werden.

- *Weiterentwicklung zum FE-Modell:*
  Da die Oberflächenmodelle im Anschluß an den Schnitt zu FE-Modellen wei-terentwickelt werden und im Bereich des Schnittes die Spannungen analysiert werden sollen, ist diesem Bereich eine besonders gute Triangulierung ohne klei-ne und spitze Dreiecke erforderlich, die vom allgemeinen Schnitt-Algorithmus trotz anschließender Reduktion nicht in zufriedenstellender Qualität erzeugt werden kann.

Zur Erreichung dieser Ziele ermittelt der spezielle Schnitt-Algorithmus wiederum alle Dreiecke der Kieferoberfläche, die sich innerhalb des Implantats befinden oder die Implantatoberfläche schneiden. Diese werden aus der Kieferoberfläche entfernt, wobei auch alle Dreiecke mitentfernt werden, die Vertices in einem Bereich des etwa 1,3-fachen Implantatdurchmessers an der Durchtrittstelle der Implantatachse durch die Kieferoberfläche haben. Dieser Faktor ergibt sich aus der Größe der Dreiecke in der Implantatoberfläche und einem angestrebten minimalen Winkel von 30° bei der Retriangulierung des entstehenden Lochs in der Kieferoberfläche.

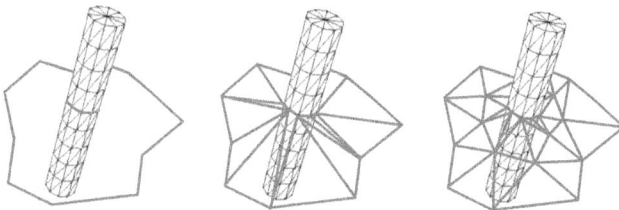

Abbildung 6.7: Die Retriangulierung beim Verschneiden von Implantat und Kie-fermodell wird auf die Triangulierung zwischen zwei Polygonen zurückgeführt - links ohne und rechts mit einem Winkelkriterium. Die Retriangulierung entlang der Schnittlinie unter Verwendung eines Winkelkriteriums führt zu einer deutlichen Verbesserung der Triangulierung um das Implantat.

Das verbleibende Polygon um die entfernten Dreiecke wird auf seine senkrecht zur Implantatachse ausgerichtete Mittelebene projeziert, was dem physikalischen Vorgang des Einebnens der Bohrfläche vor dem eigentlichen Bohrvorgang nahekommt. Der Bereich zwischen den beiden Polygonen wird mit der bedingten Delaunay-Triangulierung retrianguliert. Ein zusätzliches Winkelkriterium stellt sicher, daß beim Unterschreiten dieses minimalen Winkels in der Retriangulierung die Dreiecke nochmals verfeinert werden, um später eine optimale Triangulierung um die Implantate als Ausgangsbasis für die Vernetzung mit Finiten Elementen zu haben.

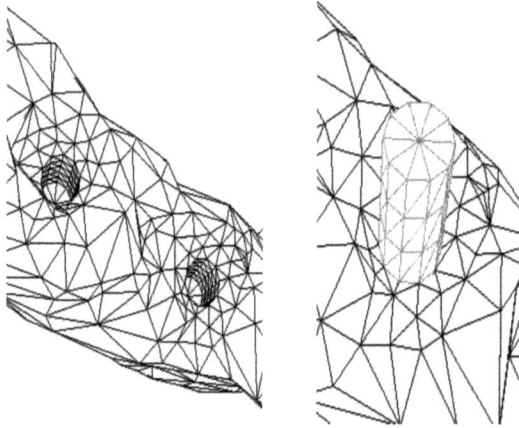

Abbildung 6.8: Ergebnis des Implantateinsatzes in den Kieferknochen bei Verwendung des speziellen Schnitt-Algorithmus für Zahnimplantate

Kapitel 7

Finite-Elemente-Modellierung

Nach Abschluß der geometrischen Modellierung der Oberflächenmodelle von Knochen und Implantaten folgt als nächster Schritt in der medizinischen FEM-Pipeline das Finite-Elemente-Präprocessing. Es wird mit dem kommerziellen FE-System *PATRAN* durchgeführt und umfaßt im wesentlichen folgende Schritte:

- Importieren der Oberflächenmodelle nach *PATRAN*,

- Vernetzen der Volumenmodelle mit Finiten Elementen (Tetraeder),

- Definition von Materialeigenschaften und Zuordnung dieser Definitionen zu den einzelnen Finiten Elementen,

- Definition der Belastungsfälle (Kräfte und Randbedingungen) und

- Generierung des Gleichungssystems und des Eingabefiles für das ebenfalls kommerzielle Löserprogramm *ABAQUS*.

In diesem Kapitel werden zunächst die mathematischen Grundlagen der Finite-Elemente-Methode kurz zusammengefaßt und die verwendeten kommerziellen FEM-Systeme *PATRAN* und *ABAQUS* vorgestellt. Danach wird der Import der Oberflächenmodelle nach *PATRAN* mit Hilfe des Neutralfile-Formats sowie die Definition von Volumenmodellen aus den importierten Oberflächenmodellen beschrieben. Die Vernetzung dieser Volumenmodelle mit Finiten Elementen und die dabei wichtigen Gütekriterien für Tetraeder sowie die Definition von Belastungsfällen in *PATRAN* schließen dieses Kapitel ab.

Der dritte wesentliche Schritt der FE-Modellbildung, die Definition von Materialeigenschaften und deren automatisierte Zuweisung an die Tetraeder des FE-Modells, werden aufgrund des Umfangs dieses Schrittes im folgenden Kapitel eingehend behandelt.

7.1   Mathematische Grundlagen der FEM

In diesem Abschnitt werden die mathematischen Grundlagen der Finite-Elemente-Methode sowie die elastomechanischen Grundgrößen *Verzerrungstensor, Spannungstensor* und deren Verbindung über die *Materialgesetze* in stark verkürzter Form vorgestellt. Ausführliche Beschreibungen geben [LL89, Sch90, MM84, NAF92].

Ausgangspunkt für die FEM ist die kontinuierliche Beschreibung eines physikalischen Problems auf einem Grundgebiet, in unserem Fall auf dem dreidimensionalen Körper des Kieferknochens. Dieses Problem kann in Form von Differentialgleichungen mit Randwerten oder durch ein Extremalprinzip gegeben sein.

Das Grundgebiet wird zunächst in *Finite Elemente* zerlegt, wie z.B. im dreidimensionalen Fall in Tetraeder, Hexaeder, Keile oder auch krummlinig berandete Elemente. Nach dieser *Diskretisierung* wird in jedem Element für die gesuchte Funktion ein meist aus Polynomen bestehender Ansatz gewählt. Diese *Ansatzfunktionen* müssen beim Übergang von einem Element in ein benachbartes Element bestimmte problemabhängige Stetigkeitsbedingungen erfüllen. Um diese einfacher erfüllen zu können, werden die Ansatzfunktionen durch die Funktionswerte und gegebenenfalls Werte der partiellen Ableitungen in den *Knotenpunkten* ausgedrückt.

Das sich aus den Ansatzfunktionen und den Materialgesetzen ergebende *Gleichungssystem* kann für einen isotropen Körper mit Hilfe des *Prinzips der minimalen potentiellen Energie* gelöst werden. Dieses Prinzip besagt, daß unter allen möglichen Verschiebungszuständen, welche den kinematischen Randbedingungen genügen, der tatsächliche Gleichgewichtszustand die potentielle Energie *I* minimiert [Sch90]. Diese potentielle Energie setzt sich aus vier Energiebeiträgen zusammen:

$$I = \frac{1}{2}\int_V \sigma^T \epsilon dV - \int_V p^T f dV - \int_S q^T f dS - \sum_{i=1}^{m} F_i^T f_i dV \qquad (7.1)$$

Das erste Volumenintegral entspricht der Arbeit der inneren Spannungen und die übrigen drei Terme dem Potential der angreifenden äußeren Gewichtskräfte p, Oberflächenkräfte q und Punktkräfte F_i. Weiterhin bedeuten σ den Spannungsvektor, ϵ den Verzerrungsvektor, f den ortsabhängigen Verschiebungsvektor im allgemeinen Punkt des Körpers, V das Volumen des Körpers, S seine Oberfläche, F_i die angreifenden Einzelkräfte und f_i die diskreten Verschiebungsvektoren in den m Knotenpunkten.

Mit den gesuchten Verschiebungen f, aus denen sich σ und ϵ berechnen lassen, kann man das Problem, die Volumen- und Oberflächenintegrale zu berechnen, auf Summen von Integrationen über Elemente und das Extremwertproblem auf das Lösen eines linearen Gleichungssystems zurückführen.

Für den einfachen Fall eines isotropen, homogenen, linear elastischen Zugstabs der Länge l und Querschnittsfläche A ergeben sich bei einer axial einwirkenden Kraft F folgende Zusammenhänge für die *Dehnung* ϵ, die *Spannung* σ in Kraftrichtung, den *Elastizitätsmodul* E und die *Querkontraktionszahl (Poisson-Zahl)* ν:

$$\epsilon = \frac{\Delta l}{l}, \qquad \sigma = \frac{F}{A}, \qquad E = \frac{\sigma}{\epsilon}, \qquad \nu = \frac{\Delta A}{A\epsilon} \qquad (7.2)$$

Zur Interpretation der Analyseergebnisse und zur Visualisierung von Spannungen bieten sich neben den drei *Hauptspannungen* σ_1, σ_2 und σ_3 die skalare *von-Mises-Spannung* an:

$$\sigma_M = \sqrt{(\sigma_2 - \sigma_1)^2 + (\sigma_3 - \sigma_2)^2 + (\sigma_1 - \sigma_3)^2} \tag{7.3}$$

7.2 Die FE-Systeme *PATRAN* und *ABAQUS*

PATRAN ist ein kommerzielles Softwareprodukt zur Generierung von Finite-Elemente-Modellen (*Preprocessing*), zur Durchführung der FE-Analyse (*Solving*) und zur Interpretation und Visualisierung der Analyseergebnisse (*Postprocessing*).

PATRAN ist so modular und offen konzipiert, daß Geometriedaten z.B. aus CAD-Systemen importiert werden können und daß andere FE-Softwareprodukte wie z.b. *ABAQUS* zur Durchführung der Analyse (*Solver*) über sogenannte Application Interfaces eingebunden werden können. Abbildung 7.1 zeigt den Datenfluß bei der Arbeit mit *PATRAN* (grau) und den Solvern anderer Hersteller (weiß):

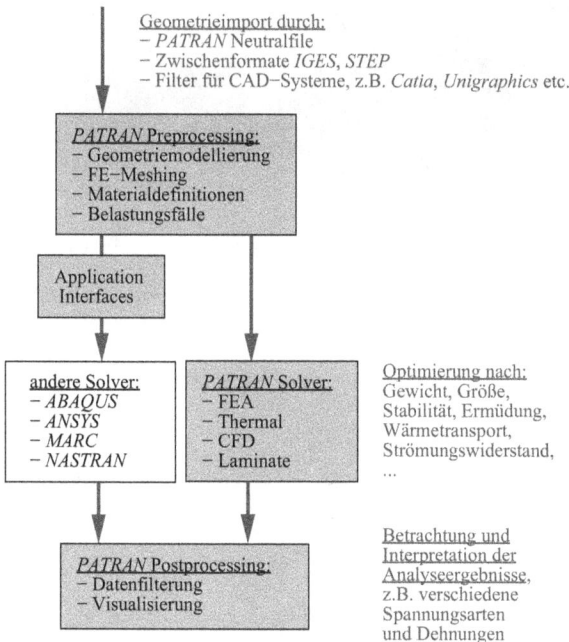

Geometrieimport durch:
- *PATRAN* Neutralfile
- Zwischenformate *IGES, STEP*
- Filter für CAD–Systeme, z.B. *Catia, Unigraphics* etc.

PATRAN Preprocessing:
- Geometriemodellierung
- FE–Meshing
- Materialdefinitionen
- Belastungsfälle

Application Interfaces

andere Solver:
- *ABAQUS*
- *ANSYS*
- *MARC*
- *NASTRAN*

PATRAN Solver:
- FEA
- Thermal
- CFD
- Laminate

Optimierung nach:
Gewicht, Größe,
Stabilität, Ermüdung,
Wärmetransport,
Strömungswiderstand,
...

PATRAN Postprocessing:
- Datenfilterung
- Visualisierung

Betrachtung und
Interpretation der
Analyseergebnisse,
z.B. verschiedene
Spannungsarten
und Dehnungen

Abbildung 7.1: Datenfluß bei der Arbeit mit *PATRAN* und *ABAQUS*.

Die Stärken von *PATRAN* liegen im Preprocessing-Bereich, wo der Anwender über eine grafische Benutzungsoberfläche interaktiv alle Schritte der FE-Modellbildung durchführen kann. Einen Eindruck dieses Systems mit Hauptfenster (oben), Anzeigefenster (links) und einem Modulfenster (rechts) vermittelt Abbildung 7.2:

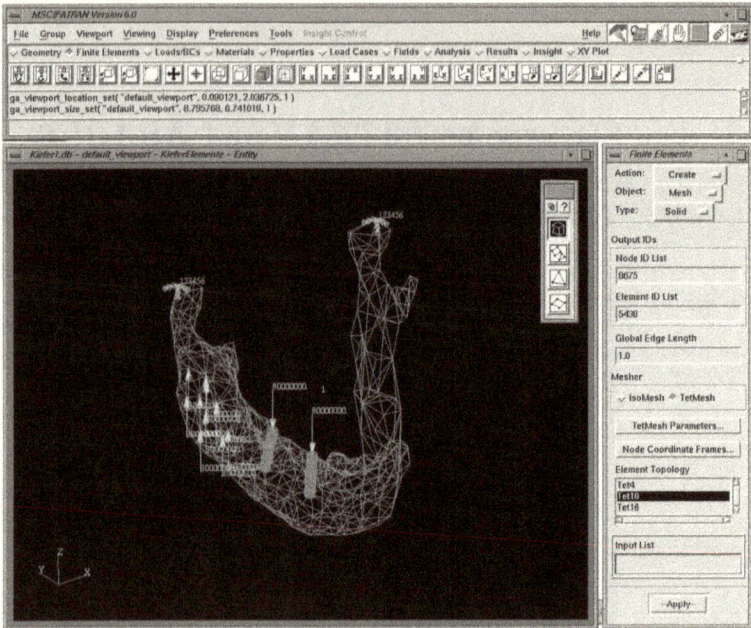

Abbildung 7.2: Benutzungsoberfläche von *PATRAN*.

In der Menüleiste befinden sich die Funktionen zum Anlegen einer neuen *PATRAN*-Datenbank, zum Geometrieimport, zur Verwaltung bestimmter Teile des Modells in Gruppen, zur Auswahl von *ABAQUS* als bevorzugtem Solver etc. Über die Auswahlschalter unterhalb der Menüleiste kann der Anwender die verschiedenen Module von *PATRAN* aufrufen:

- *Geometry*
  PATRAN stellt ein umfangreiches Modul zur Geometriemodellierung vergleichbar mit einem CAD-System zur Verfügung, so daß Geometriemodelle auch vollständig in *PATRAN* generiert werden können, wie z.B. das einfache Kiefermodell aus Abbildung 1.4. Im Fall der *medizinischen FEM-Pipeline* werden die Oberflächennetze von Knochen und Implantaten über das *PATRAN* Neutralfile importiert. Das Dateiformat, die Konvertierungsroutine und der Importvorgang in *PATRAN* werden im folgenden Abschnitt 7.3 beschrieben.

- *Finite Elements*
  Die Vernetzung von Geometriemodellen zu FE-Modellen (*Meshing*) ist eine

zentrale Preprocessing-Funktion von *PATRAN*. Sie umfaßt die Definition von *Mesh Seeds* als Stützpunkte für die Vernetzung mit verschiedenen Algorithmen und Elementtypen, sowie die Optimierung der Elemente und das Zusammensetzen mehrerer vernetzter Körper (*Equivalencing*). Die Vernetzung wird im Abschnitt 7.4 behandelt.

- *Loads/BCs* und *Load Cases*
  Hier werden zunächst unter *Loads / Boundary Conditions* alle Kräfte und Randbedingungen definiert, die auf das Modell einwirken können. Diese können dann zu verschiedenen Belastungsfällen (*Load Cases*) kombiniert werden, so daß für jeden Belastungsfall eine Analyse gemacht werden kann.

- *Materials* und *Properties*
  Unter *Materials* können Materialdefinitionen eingegeben werden, z.b. Elastizitätsmodul, Querkontraktionszahl und Dichte für ein homogenes isotropes Material wie z.b. Titan. Im Modul *Properties* werden dann die Materialdefinitionen den Finiten Elementen zugewiesen. Dieser Vorgang wird im Kapitel 8 erläutert.

- *Analysis*
  Hier wird das Gleichungssystem erzeugt und die Eingabedatei (Namensendung .*inp*) für den gewählten Solver *ABAQUS* erzeugt. Ist das Solverprogramm lokal verfügbar, wird es direkt von *PATRAN* gestartet.

- *Results* und *Insight*
  Mit dem Modul *Results* wird die Ausgabedatei des Solvers (Namensendung .*fil* bei *ABAQUS*) zum Postprocessing in *PATRAN* eingelesen. Zur Visualisierung und Interpretation der Analyseergebnisse stellen beide Module verschiedene Möglichkeiten der grafischen Aufbereitung zur Verfügung, vgl. Kapitel 9.

Zur Einarbeitung in *PATRAN* sind die in der Software enthaltene *Guided Tour* und die mitgelieferten Modellierungsbeispiele empfehlenswert. Eine deutsche Kurzanleitung mit Beispiel findet man unter [Rö97]. Detailinformationen bieten die *PATRAN* Online-Hilfe und die *PATRAN User's Guides*.

7.3 Geometrieimport nach *PATRAN*

PATRAN stellt zwei verschiedene Mechanismen zur Verfügung, um Geometrie, Finite Elemente, Materialdefinitionen und anderes aus Dateien zu importieren, das sogenannte *Sessionfile* und das *Neutralfile*. Das Sessionfile beinhaltet *PATRAN*-Kommandoaufrufe und hat Vorteile beim Importieren von Materialdefinitionen, die im Kapitel 8 beschrieben werden. Es ist jedoch zum Einlesen der aufwendigen Geometriemodelle bei weitem zu langsam, so daß der Import der Oberflächenmodelle von Knochen und Implantaten über das sogenannte *PATRAN Neutral File Format* erfolgt.

Das Neutralfile-Format kann als lesbare Textdatei (Ascii) oder binär angelegt sein, wobei das neu erstellte Konvertierprogramm *mesh2patran* aus dem lehrstuhleigenen *Mesh-Format* Textdateien im *Neutral-Format* als Eingabedateien für *PATRAN* generiert.

Das Neutral-Format ist im *PATRAN* User's Guide sowie in der *PATRAN* Online-Hilfe beschrieben. Es legt sogenannte *Packets* fest, die mehrere sogenannte *Cards* enthalten können, meist eine *Header Card* und eine oder mehrere *Data Cards*. Der *Packet Type* wird jeweils über eine Paket-Nummer am Anfang des Pakets identifiziert. Am Dateianfang stehen zunächst ein *Title Paket* (Typ 25) und ein *Summary Paket* (Typ 26), die einen kurzen Beschreibungstext und Angaben zum Dateiinhalt enthalten:

```
25      0      0      1      0      0      0      0      0
P3/PATRAN Neutral File from: /home/stefan/Kiefer/Kiefer1/Kiefer1_900.mesh
26      0      0      1      0      0      0      0      0
23.9.1998 13:30:00       3.0
```

Nach den Title und Summary Paketen folgen dann die anderen Pakete mit Geometrieangaben, Finiten Elementen und Materialdefinitionen.

Für den Import eines Oberflächennetzes müssen daher alle Vertices des Netzes als *Grid Data* Pakete (Typ 31), alle Liniensegmente als *Line Data* Pakete (Typ 32) und alle Dreiecke als *Patch Data* Pakete (Typ 33) im Neutralfile angegeben werden.

Vertices werden mit ihren drei kartesischen Koordinaten angegeben, wobei die Vertex-Nummer direkt hinter dem Paket Typ 31 in der Header Card steht:

```
31      1      0      1      0      0      0      0      0
 6.200000000E+01 3.500000000E+01 5.657730103E-01
31      2      0      1      0      0      0      0      0
 6.900000000E+01 3.500000000E+01 5.657730103E-01
31      3      0      1      0      0      0      0      0
 6.000000000E+01 3.600000000E+01 5.657730103E-01
...
```

PATRAN verwendet zur Darstellung beliebiger Kurvensegmente eine parametrisierte kubische Darstellung der Form

$$Z(\xi) = S_1\xi^3 + S_2\xi^2 + S_3\xi + S_4 \tag{7.4}$$

wobei Z den Ortsvektor der Kurve im Parametergebiet $0 \leqq \xi \leqq 1$ angibt. Für Liniensegmente mit $S_1 = S_2 = 0$ folgt daraus

$$Z(0) = S_4 \tag{7.5}$$

$$Z(1) = S_3 + S_4 \tag{7.6}$$

$$Z'_\xi(0) = Z'_\xi(1) = S_3 \tag{7.7}$$

und in der Matrizendarstellung mit $Z(0)$ im Punkt A und $Z(1)$ im Punkt B

$$\begin{bmatrix} x_A & x_B & x_B - x_A & x_B - x_A \\ y_A & y_B & y_B - y_A & y_B - y_A \\ z_A & z_B & z_B - z_A & z_B - z_A \end{bmatrix}$$

Diese 4×3-Matrix muß für jedes Liniensegment berechnet und als Paket vom Typ *Line Data* (Typ 32) im Neutralfile zeilenweise eingetragen werden. Im Anschluß an diese 12 Zahlen folgen die Vertexnummern der beiden Punkte, die das Liniensegment festlegen:

```
32        1        0        3        0        0        0        0        0
7.500000000E+01 7.700000000E+01 2.000000000E+00 2.000000000E+00 4.400000000E+01
4.000000000E+01-4.000000000E+00-4.000000000E+00 5.657730103E-01 7.072160244E-01
1.414430141E-01 1.414430141E-01      14       10
32        2        0        3        0        0        0        0        0
7.700000000E+01 7.400000000E+01-3.000000000E+00-3.000000000E+00 4.000000000E+01
3.700000000E+01-3.000000000E+00-3.000000000E+00 7.072160244E-01 5.657730103E-01
-1.414430141E-01-1.414430141E-01      10        6
...
```

Zur Eingabe von Oberflächen stellt *PATRAN* den sogenannten *Patch* zur Verfügung, der durch vier miteinander verbundene parametrisierte kubische Kurvensegmente festgelegt wird:

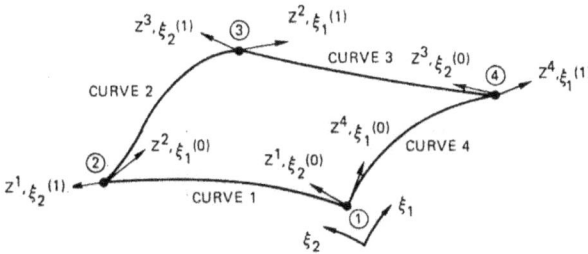

Abbildung 7.3: Der parametrisierte bikubische Patch

Dabei ist auf Kurve (4) der Parameter $\xi_1 = 0$ im Punkt (1) und $\xi_1 = 1$ im Punkt (4). Auf Kurve (1) ist $\xi_2 = 0$ im Punkt (1) und $\xi_2 = 1$ im Punkt (2). Die jeweils hochgestellten Zahlen beim Wert Z benennen die jeweilige Kurve.

Der gesamte bikubische Patch kann mit einer 4×4 - Matrix von Vektoren vollständig beschrieben werden:

$$
\begin{bmatrix}
Z(0,0) & Z(0,1) & Z_{,\xi_2}(0,0) & Z_{,\xi_2}(0,1) \\
Z(1,0) & Z(1,1) & Z_{,\xi_2}(1,0) & Z_{,\xi_2}(1,1) \\
Z_{,\xi_1}(0,0) & Z_{,\xi_1}(0,1) & Z_{,\xi_1\xi_2}(0,0) & Z_{,\xi_1\xi_2}(0,1) \\
Z_{,\xi_1}(1,0) & Z_{,\xi_1}(1,1) & Z_{,\xi_1\xi_2}(1,0) & Z_{,\xi_1\xi_2}(1,1)
\end{bmatrix}
$$

Im ersten Quadranten stehen die vier Ortsvektoren der Punkte (1), (2), (3) und (4). Im linken unteren Quadranten stehen die Tangentenvektoren der vier Punkte für die Ableitung nach ξ_1, im oberen rechten Quadranten die Tangentenvektoren für die Ableitung nach ξ_2. Im letzten Quadranten schließlich stehen die gemischten Ableitungen in den vier Eckpunkten.

Für den Fall eines ebenen Dreiecks entartet der Patch, wobei in unserem Fall festgelegt wurde, daß die Punkte (1) und (2) zum Punkt A des Dreiecks zusammenfallen. Weiterhin wird der Punkt (3) im Patch zum Punkt C und der Punkt (4) im Patch zum Punkt B im Dreieck:

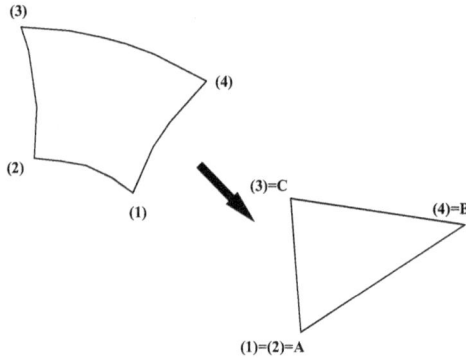

Abbildung 7.4: Entartung des bikubischen Patches zum ebenen Dreieck

Damit ergibt sich in der Matrixdarstellung aus den Vektoren der drei Eckpunkte A, B und C des Dreiecks:

$$
\begin{bmatrix}
A & A & 0 & 0 \\
B & C & C\text{-}B & C\text{-}B \\
B\text{-}A & C\text{-}A & (C\text{-}B)\text{-}(A\text{-}A) & (C\text{-}B)\text{-}(A\text{-}A) \\
B\text{-}A & C\text{-}A & (C\text{-}B)\text{-}(A\text{-}A) & (C\text{-}B)\text{-}(A\text{-}A)
\end{bmatrix}
\tag{7.8}
$$

und ausgeschrieben in Koordinatenform:

$$
\begin{bmatrix}
x_A & x_A & 0 & 0 \\
y_A & y_A & 0 & 0 \\
z_A & z_A & 0 & 0 \\
x_B & x_C & x_C - x_B & x_C - x_B \\
y_B & y_C & y_C - y_B & y_C - y_B \\
z_B & z_C & z_C - z_B & z_C - z_B \\
x_B - x_A & x_C - x_A & x_C - x_B & x_C - x_B \\
y_B - y_A & y_C - y_A & y_C - y_B & y_C - y_B \\
z_B - z_A & z_C - z_A & z_C - z_B & z_C - z_B \\
x_B - x_A & x_C - x_A & x_C - x_B & x_C - x_B \\
y_B - y_A & y_C - y_A & y_C - y_B & y_C - y_B \\
z_B - z_A & z_C - z_A & z_C - z_B & z_C - z_B
\end{bmatrix}
$$

Im Neutral-Format müssen nun diese 48 Koordinaten nebeneinandergestellt als 16×3
- Matrix eingegeben werden, so daß nacheinander die 16 x-Koordinaten, dann die 16
y-Koordinaten und abschließend die 16 z-Koordinaten aufgelistet werden. Im Anschluß an diese 48 Exponentialzahlen folgen die Vertexnummern der vier Eckpunkte
des Patches:

```
33        1     0    10     0     0     0     0     0
 7.500000000E+01 7.500000000E+01 0.000000000E+00 0.000000000E+00 7.700000000E+01
 7.400000000E+01-3.000000000E+00-3.000000000E+00 2.000000000E+00-1.000000000E+00
-3.000000000E+00-3.000000000E+00 2.000000000E+00-1.000000000E+00-3.000000000E+00
-3.000000000E+00 4.400000000E+01 4.400000000E+01 0.000000000E+00 0.000000000E+00
 4.000000000E+01 3.700000000E+01-3.000000000E+00-3.000000000E+00-4.000000000E+00
-7.000000000E+00-3.000000000E+00-3.000000000E+00-4.000000000E+00-7.000000000E+00
-3.000000000E+00-3.000000000E+00 5.657730103E-01 5.657730103E-01 0.000000000E+00
 0.000000000E+00 7.072160244E-01 5.657730103E-01-1.414430141E-01-1.414430141E-01
 1.414430141E-01 0.000000000E+00-1.414430141E-01-1.414430141E-01 1.414430141E-01
 0.000000000E+00-1.414430141E-01-1.414430141E-01    14    14    10     6
...
```

Vor dem Importieren eines Neutralfiles nach *PATRAN* sollte immer zuerst eine neue
Gruppe angelegt werden, so daß man später alle gemeinsam importierten Geometrieobjekte wie z.B. einen Kiefer oder ein Implantat über diese Gruppe ansprechen
kann. Vor dem Import der Kieferoberfläche kann beispielsweise eine Gruppe *KieferGeometrie* angelegt und dann alle Geometrieobjekte aus *Kiefer1-900.out* in diese
neue Gruppe importiert werden. Für die Implantate können beispielsweise die Gruppen *Imp1Geometrie* und *Imp2Geometrie* angelegt werden. Damit können alle drei
Körper jederzeit separat weiterverarbeitet werden. Dies ist bei der weiteren Arbeit
mit *PATRAN* sowohl für die Vernetzung als auch für die Material- und Belastungsdefinitionen vorteilhaft.

Da *PATRAN* bei jedem Importvorgang von 1 beginnend aufsteigende Nummern
für die importierten Geometrieobjekte vergibt, müssen ab dem zweiten Neutralfile
sogenannte Offsets als Startnummer für die Numerierung der neu hinzukommenden
Objekte festgelegt werden.

7.4 Vernetzung mit Finiten Elementen

Nach dem Import der Oberflächennetze erfolgt die Vernetzung der Körper mit Finiten Elementen in folgenden Schritten:

- Verifikation der importierten Oberflächennetze und Umwandlung in Volumenmodelle (B-rep Solids),

- Anlegen neuer *PATRAN*-Gruppen für die Elemente,

- Definition von *Mesh Seeds* als Stützpunkte für die Vernetzung,

- Vernetzung der Volumenmodelle mit Tetraedern und

- die Verifikation des erzeugten Tetraedernetzes nach bestimmten Gütekriterien
  für die Tetraederelemente.

Die folgenden beiden Schritte, die die Generierung des Tetraedernetzes abschließen, erfolgen erst nach der Materialmodellierung (vgl. Kapitel 8):

- Das sogenannte *Equivalencing* verbindet die verschiedenen vernetzten Körper wie z.b. den Knochen und die Implantate an deren gemeinsamen Oberflächenknoten und erzeugt so aus den Teilnetzen ein einziges durchgängiges Elementenetz.

- Die *Optimierung* ordnet die Numerierung der Elementknoten so an, daß die Lösung des Gleichungssystems möglichst effektiv erfolgen kann.

7.4.1 Abschluß der Geometriemodellierung

Nach dem Import der Oberflächenmodelle von Kiefer und Implantaten ist es empfehlenswert, die importierten Netze auf Lücken (Gaps) und Ränder (Borders) zu untersuchen. Dafür bietet *PATRAN* die Funktion *Geometry/Verify* an. Sollten bei dieser Verifikation Lücken oder Ränder gefunden werden, so ist die weitere Verarbeitung der Oberflächennetze zur Erstellung von FE-Modellen unmöglich.

Vor der Vernetzung müssen die Oberflächenmodelle zunächst in Volumenmodelle, sogenannte *Boundary Representation Solids* (B-rep Solids) umgewandelt werden, da nur Volumenmodelle mit Finiten Elemente vernetzt werden können. Dies geschieht mit Hilfe der Funktion *Geometry/Create/Solid/B-Rep*. Dieser Vorgang sollte in der Gruppe *KieferGeometrie* erfolgen, die für den Import der Geometriedaten angelegt wurde.

7.4.2 Definition von Mesh Seeds

Mesh Seeds sind Stützpunkte für den Vernetzungsalgorithmus, der Elementknoten in diesen Punkten anlegt. Dadurch kann der Anwender gezielt steuern, wo und in welchem Abstand die Knotenpunkte angelegt und in welcher Feinheit das Elementenetz erzeugt wird.

Vor Beginn dieses Schrittes ist es notwendig, wiederum für jeden Körper eine eigene neue Gruppe (z.B. KieferElemente, Impl1Elemente usw.) anzulegen, in der die jeweiligen Stützpunkte und die Elemente angelegt werden. Dadurch können die Elemente jedes Körpers einzeln exportiert werden, um die Materialzuweisung durchzuführen.

Da Mesh Seeds sehr einfach auf Geraden angelegt werden können, besteht die Möglichkeit, genau an den Anfangs- und Endpunkten aller Geraden der importierten Oberflächennetze einen Stützpunkt anzulegen, wodurch diese genau auf den Vertices der Oberflächenmodelle liegen, Dadurch wird sichergestellt, daß die Elementnetze von Knochen und Implantaten genau aufeinanderpassen und so ein durchgängiges Elementnetz durch alle Körper entsteht (*Connectivity*).

Alternativ dazu kann auch in jedem Geradenmittelpunkt ein zusätzlicher Stützpunkt angelegt werden, wodurch sich die Feinheit des Elementnetzes erhöht.

7.4.3 Vernetzung

PATRAN stellt abhängig von der Art des zugrundeliegenden Geometriemodells verschiedene Vernetzungsalgorithmen (*Mesher*) zur Verfügung, wie z.b. den *Paver* für allgemeine Flächen (einschließlich Trimmed Surfaces), den *IsoMesher* für parametrisierte Flächen und Körper und den *OctreeMesher* für Solids, die aus dem CAD-System Unigraphics importiert wurden.

Die Vernetzung von B-rep Solids wird mit dem sogenannten *TetMesher* durchgeführt, der beliebige Volumenmodelle, die durch eine zwei-mannigfaltige, geschlossene Dreieckoberfläche begrenzt werden, mit Tetraederelementen vernetzen kann.

In der Elementebibliothek von *PATRAN* werden acht verschiedene Arten von Tetraederelementen angeboten: Tet4, Tet5, Tet10, Tet11, Tet14, Tet15, Tet16, Tet40. Die Zahl gibt die Anzahl der Elementknotenpunkte an, wobei die Eckpunkte, Kantenpunkte, Seitenmittelpunkte und Punkte im Inneren des Tetraeders verwendet werden können. Der Solver *ABAQUS* unterstützt Tet4 (*C3D4*) und Tet10 (*C3D10*) Elemente. Es werden die C3D10-Elemente empfohlen, da die C3D4-Elemente durch ihre immanente Steifigkeit erst bei sehr feiner Vernetzung und kleinen Spannungsgradienten gute Analyseergebnisse liefern. Die C3D10-Elemente sind aufgrund der quadratischen Interpolation der Funktionswerte entlang der Elementkanten überlegen:

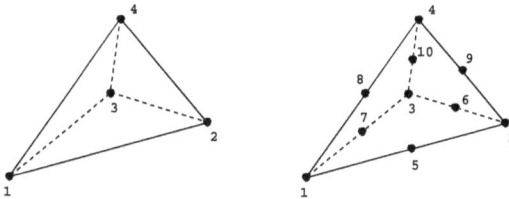

Abbildung 7.5: Die Elementtypen Tet4 und Tet10 aus der *PATRAN* Elementebibliothek

Bei Tet5 und Tet11 wird zusätzlich der Tetraedermittelpunkt und ab Tet14 auch die Flächenmittelpunkte als Knotenpunkte verwendet. Tet16 und Tet40 legen auf jede Tetraederkante vier Knoten und interpolieren kubisch.

Das Vernetzen erfolgt mit der Funktion *Finite Elements/Create/Mesh/Solid*, wo der *TetMesh*-Algorithmus und der Elementtyp *Tet10* ausgewählt werden kann. Zur Festlegung der durchschnittlichen Kantenlänge der Tetraederelemente in den Bereichen, wo keine Mesh Seeds gesetzt wurden, kann ein numerischer Wert im Feld *Global Edge Length* angegeben werden. Nach Auswahl des *State Machine* Meshingalgorithmus im Dialogfenster *TetMesh Parameters*, der für die Benutzung von Mesh Seeds vorausgesetzt wird, kann auch die minimale und maximale Kantenlänge der Tetraeder eingestellt werden. Abbildung 7.6 zeigt ein Kiefermodell mit zwei Implantaten im Backenzahnbereich, bei dem der Knochen mit 7704 Knoten und 4679 Tet10-Elementen vernetzt wurde:

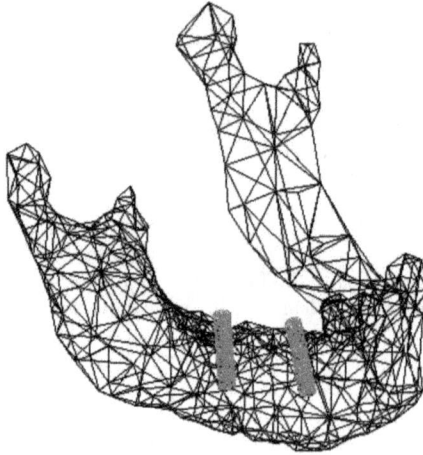

Abbildung 7.6: Kiefermodell, das mit 4679 Tet10-Elementen vernetzt wurde. Die Triangulierung ist im Bereich um die Implantate besonders fein.

Die *Verifizierung* des Elementenetzes überprüft einerseits das Gesamtnetz auf doppelte Elemente, inkorrekte Netzränder sowie den Zusammenhang der Elementknoten, und andererseits jedes einzelne Element nach vorgegebenen Gütekriterien. Für Tetraederelemente sind dies:

- die Schrägheit (*skew*) jeder Seitenfläche,

- den maximalen Winkel zwischen Seitenflächen (*edge angle*),

- das Verhältnis von Tetraederhöhe zur zugehörigen Tetraedergrundfläche, um sehr spitze Tetraeder über die *Aspect Ratio* und sehr kleine Tetraeder über den *Collapse*-Faktor zu finden. Der Faktor C_f gibt das Verhältnis von Höhe zu Grundfläche beim gleichseitigen Tetraeder an:

$$\text{Aspect Ratio} = Max\left(\frac{C_f \times h_i}{\sqrt{A_i}}\right), \quad i = 1, 2, 3, 4, \quad C_f = 0.805927 \qquad (7.9)$$

$$\text{Collapse} = Min\left(\frac{C_f \times h_i}{\sqrt{A_i}}\right), \quad i = 1, 2, 3, 4, \quad C_f = 0.805927 \qquad (7.10)$$

Angegeben wird von *PATRAN* der jeweils schlechteste Wert und die Nummer des betroffenen Elements. Es ist empfehlenswert, die Vernetzung nochmals mit veränderten Kriterien durchzuführen (*Remeshing*), wenn durch ungünstige Elemente die numerische Stabilität des Lösevorgangs gefährdet ist.

Kapitel 8

Materialmodellierung

Die korrekte Modellierung der über den Querschnitt des Knochens stark variierenden Materialeigenschaften ist eine wichtige Voraussetzung für ein aussagefähiges FE-Modell des Kieferknochens. Um den sich kontinuierlich ändernden Elastizitätsmodul im Modell annähernd abbilden zu können, habe ich eine Folge von sieben Materialdefinitionen für die verschiedenen Knochenarten des Kiefers festgelegt, die in Abhängigkeit von den Grauwerten im CT-Datensatz den Finiten Elementen zugeordnet werden.

In diesem Kapitel werden zunächst diese sieben Materialdefinitionen und deren Zuordnung zu den Grauwertbereichen in den CT-Aufnahmen vorgestellt. Der zweite Abschnitt behandelt dann den Zuweisungsalgorithmus, der für jeden Tetraeder des Elementenetzes die darin liegenden Voxel des Originaldatensatzes ermittelt und über den gemittelten Grauwert eine der sieben Materialdefinitionen zuweist.

Die Vorteile meiner Vorgehensweise sind, daß der reduzierte Aufwand zur geometrischen Modellierung der inneren Kieferstrukturen (vgl. Abschnitt 3.2.3) durch die verfeinerte Materialzuordnung ausgeglichen wird, die vollständig automatisiert abläuft. Zusätzlich wird eine Statistik über die Zuordnung der Materialdefinitionen erstellt, so daß bei zu großen Materialdifferenzen innerhalb eines Elements das Elementenetz verfeinert werden kann.

Die mit dieser Methode erzielten FE-Ergebnisse für ein Kiefermodell habe ich abgesichert, indem dasselbe Modell einmal mit reinen Kortikalis-Eigenschaften und einmal mit reiner Spongiosa-Materialdefinition analysiert wurde. Die dadurch erhaltenen oberen und unteren Schranken für die resultierenden Spannungen bestätigen meine Vorgehensweise.

8.1 Materialeigenschaften von Knochen

Um die über den Kieferquerschnitt stark variierenden Materialeigenschaften von Knochen modellieren zu können, habe ich sieben Materialdefinitionen für Knochen angelegt, von der harten Kortikalis (*Bone1*) über feste Spongiosa (*Bone4*) und weiche Spongiosa (*Bone6*) bis hin zu sehr weichen Knochenbereichen, die große Hohlräume oder den Mandibularkanal enthalten (*Bone7*). Diese Vorgehensweise hebt sich deutlich von den im Abschnitt 2.3 zitierten anderen Arbeiten zur Kiefermodellierung ab, die alle nur eine oder höchstens zwei Materialdefinitionen für Kortikalis und Spongiosa in ihren Kiefermodellen anwenden.

Alle sieben Knochenmaterialien wurden jeweils als isotrop und linear elastisch angenommen, obwohl Knochen oft orthotropische Materialeigenschaften aufweist. Die Modellierung von richtungsabhängigen Materialien ist jedoch im Falle des Kieferknochens aufgrund seiner Geometrie äußerst aufwendig. So müßte beispielsweise in jedem zur Kortikalis gehörenden Tetraeder ein lokales Koordinatensystem angegeben werden, um die Ausrichtung des kortikalen Knochengewebes festzulegen und parallel zur Knochenoberfläche höhere Elastizitätsmodule zu definieren. Daher haben auch alle anderen Autoren diese Vereinfachung gewählt.

Zur Definition von isotropen, linear elastischen Materialeigenschaften in *PA-TRAN* ist es ausreichend, den *Elastizitätsmodul*, die *Dichte* und die *Querdehnzahl* (*Poisson-Zahl*) anzugeben. Tabelle 8.1 listet diese Werte für die sieben Knochenmaterialien und die Titanimplantate auf. Die Werte für *Bone1*, *Bone5* und *Titan* habe ich der *Biomaterials Properties Database* der Universität von Michigan entnommen [O'B98]:

Materialname	Elastizitäts-modul (GPa)	Dichte (g/mm³)	Querdehn-zahl	Grauwert-bereich (8-Bit)
Bone1 (feste Kortikalis)	14.7	0.0013	0.3	240 - 255
Bone2 (Kortikalis)	5.0	0.0013	0.3	220 - 239
Bone3 (weiche Kortikalis)	2.0	0.0013	0.3	200 - 219
Bone4 (feste Spongiosa)	1.0	0.0013	0.3	180 - 199
Bone5 (Spongiosa)	0.5	0.0013	0.3	160 - 179
Bone6 (weiche Spongiosa)	0.2	0.0013	0.3	140 - 159
Bone7 (Zwischenräume etc.)	0	0.0013	0.3	0 - 139
Titan (Implantate)	117.0	0.0045	0.33	-

Tabelle 8.1: Materialeigenschaften von Knochen und Titan: Definition von sieben Knochenmaterialien und deren Zuordnung zu den Grauwerten im CT-Datensatz.

Ein Zusammenhang zwischen den Grauwerten im CT und dem Elastizitätsmodul von Knochen läßt sich mit Hilfe der *Quantitativen Computertomographie (QCT)* herstellen. Die QCT ermöglicht die Ermittlung des Knochenmineralgehalts, der in direktem Zusammenhang mit der Festigkeit des Knochenmaterials steht [Hei95]. Obwohl die mir zur Verfügung stehenden CT-Aufnahmen aufgrund der aufwendigeren Bedingungen und der erhöhten Strahlenbelastung für den Patienten nicht als QCT ausgeführt werden können, gelten die Zusammenhänge analog.

Der prozentuale Anteil des Knochenminerals CaHA, das ausschlaggebend für die Festigkeit des Knochens ist, ist proportional zum Houndsfield-Wert H:

$$Anteil\ des\ Knochenminerals \quad \sim \quad \frac{H}{H_{CaAH} - H_{H_2O}} \tag{8.1}$$

Dies gilt unter der Annahme, daß das übrige Gewebe im Knochen wasseradäquate Röntgenabsorption aufweist, was experimentell bestätigt wurde (vgl. auch Gleichungen 3.1 und 3.2 auf Seite 25). Der Anteil des Knochenminerals ist wiederum proportional zur Knochenmineraldichte ρ_M, die in g/mm^3 angegeben wird und nach Carter und Hayes [CH79] kubisch in den Elastizitätsmodul E eingeht:

$$E \quad \sim \quad \rho_M^3 \tag{8.2}$$

Daraus ergibt sich für den Zusammenhang zwischen dem Elastizitätsmodul E und den Houndsfield-Einheiten H:

$$E \quad \sim \quad H^3 \tag{8.3}$$

Abbildung 8.1 zeigt die angegebenen Elastizitätsmodule für die sieben Knochenmaterialien über den festgelegten CT-Wertebereichen sowie die korrespondierenden Houndsfield-Einheiten (vgl. Abbildung 3.2 auf Seite 25). Dabei wird der kubische Zusammenhang von Houndsfield-Wert und E-Modul relativ gut eingehalten:

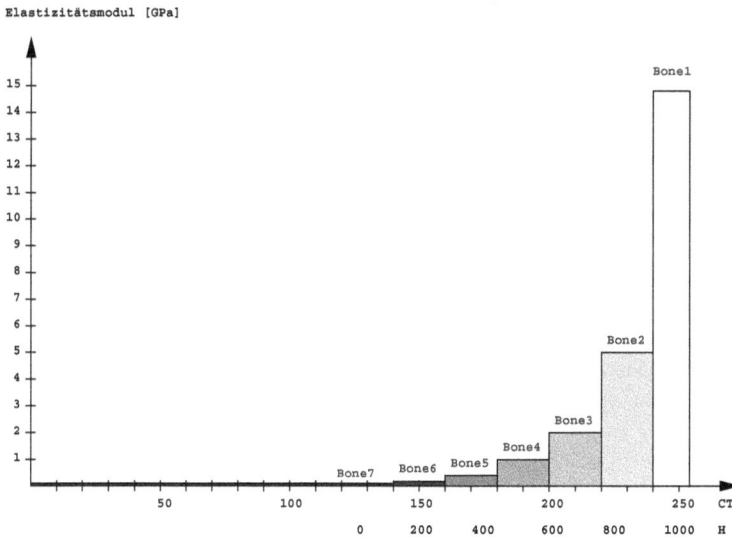

Abbildung 8.1: Zuordnung der Elastizitätsmodule der sieben Materialdefinitionen zu den Grauwertbereichen im CT (8-Bit) und zu den Houndsfield-Einheiten

Abbildung 8.2 zeigt ein Beispiel für die Zuordnung der sieben Materialdefinitionen
in einer stark boxgefilterten CT-Schichtaufnahme:

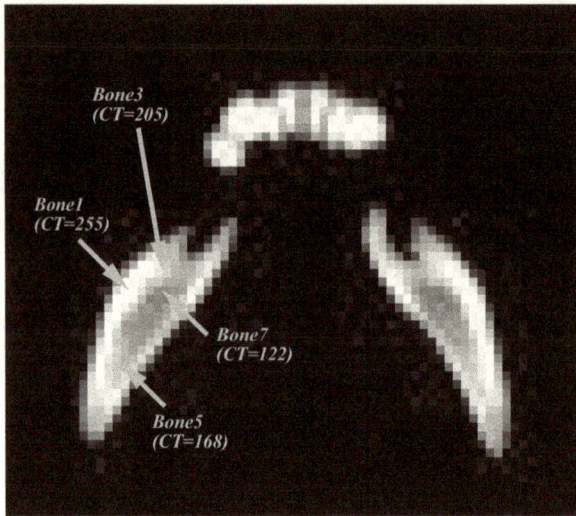

Abbildung 8.2: Zuordnung der Materialdefinitionen im CT

Auffallend ist, daß sowohl die Dichte als auch die Querdehnzahl (vgl. Gleichung 7.2
auf Seite 68) über alle Knochenarten konstant sind.

8.2 Maßeinheiten

Da die gesamte FE-Analyse dimensionslos gerechnet wird, ist es wichtig, alle Angaben auf dieselben Basiseinheiten zu beziehen. Für die medizinische FEM-Pipeline
habe ich festgelegt, alle Längenangaben in Millimetern, alle Massenangaben in
Gramm und alle Zeitangaben in Sekunden zu machen. Bei der MC-Rekonstruktion
und bei der Implantatgenerierung wurden durch die entsprechenden Skalierungen
bereits alle Maße in mm angegeben (vgl. Abschnitt 4.1.6 auf Seite 45). Für die
Materialmodellierung ergibt sich als Maßeinheit $Pascal$ für den Elastizitätsmodul:

$$1Pa = 1\frac{N}{m^2} = 1\frac{kg \times m}{s^2 \times m^2} = 1\frac{g}{s^2 \times mm} \tag{8.4}$$

Da $Pascal$ auf den Quadratmeter bezogen ist und dadurch bei FE-Rechnungen sehr
große Werte liefert, wird meist die Einheit $Mega\text{-}Pascal$ (MPa) verwendet. Die
Dichte ist in Tabelle 8.1 bereits in der Einheit $\frac{g}{mm^3}$ angegeben, die Querdehnzahl ist
dimensionslos (vgl. Gleichung 7.2 auf Seite 68).

8.3 Zuweisung der Materialdefinitionen

Die Zuweisung der sieben Materialdefinitionen für Knochen an die Tetraeder des Kiefer-Elementenetzes erfolgt mit Hilfe des Programms *assignMatSession*, das als Eingabedatei ein *Neutralfile* aller Knoten und Tetraederelemente verlangt. Zur Erzeugung dieses Neutralfiles müssen die Knoten und Tet10-Elemente des Kiefermodells nach der Vernetzung wieder aus *PATRAN* exportiert werden.

Mein Programm verwendet die zweite Möglichkeit neben dem Neutralfile, Daten nach *PATRAN* zu importieren, das sogenannte *Sessionfile* (vgl. Abschnitt 7.3). Grund hierfür ist, daß auf diese Weise die Zuweisung der Materialdefinitionen zu den Elementen erfolgen kann, ohne daß *PATRAN* intern die Zuordnung von Geometrie und Elementen (*Association*) verliert.

Die Zuweisung einer Materialdefinition an ein Element kann nicht direkt, sondern nur über ein sogenanntes *Element Property* erfolgen. Daher werden zunächst sieben *Properties* mit den Namen *Bone1prop* bis *Bone7prop* definiert, denen dann über das Sessionfile Elemente zugeordnet werden.

Als zweite Eingabedatei verlangt *assignMatSession* die Beschreibungsdatei des Voxeldatensatzes (vgl. Abschnitt 4.2), wobei hier der Original-Voxeldatensatz verwendet werden sollte, der nicht der Boxfilterung unterzogen wurde, um eine höhere Genauigkeit der Materialzuordnung zu erhalten. Der Boxfilterungsfaktor sowie der Skalierungsfaktor für das Modell (vgl. Abschnitt 4.1.6) müssen ebenfalls angegeben werden, um jeden Tetraeder im Originaldatensatz richtig positionieren zu können:

```
assignMatSession
Eingabe-Neutralfile (*.out mit Tet10):   Kiefer1Elemente.out
rle-Verzeichnis (mit / am Ende):         ./rle/
Description-Datei (*.lst):               ./rle/Kiefer1.lst
Statistik-Ausgabedatei:                  Kiefer1.stat
Boxfilterungsfaktor:                     4
Skalierungsfaktor aus MC-Rekonstruktion: 1.764
...
```

Abbildung 8.3 zeigt einen Ausschnitt aus einem Voxeldatensatz in der x/z-Ansicht. Das Würfelgitter, auf dem der Marching-Cube arbeitet, ist durch die Voxelmittelpunkte festgelegt und in der Abbildung durch kleine Mittelkreise gekennzeichnet. Aus der Tetraedrisierung ist ein Element mit drei Eckpunkten herausgehoben, die Koordinaten sind relativ zum Würfelgitter angegeben.

Da es sich hier um den boxgefilterten Voxeldatensatz handelt, ist in einem Voxel der Originaldatensatz eingezeichnet. Obwohl die Boxfilterung nur in x- und y-Richtung erfolgt ist, werden die Voxel des Originaldatensatzes auch in der z-Richtung in die entsprechende Anzahl von Subvoxel unterteilt, um Anisotropieeffekte zu vermeiden und mit höherer Genauigkeit bei der Berechnung des mittleren Grauwerts im Element zu arbeiten. Die kleinen Zahlenangaben auf der x-Achse in Abbildung 8.3 geben die Voxelnummer im Originaldatensatz an.

Der Zuweisungsalgorithmus plaziert zunächst jedes Tetraederelement im Original-Voxeldatensatz, indem er die Skalierung rückgängig macht, und ermittelt dann die *Bounding Box*. Innerhalb dieser Box wird für alle Subvoxel überprüft, ob deren Mittelpunkt innerhalb des Tetraeders liegt und deren Grauwerte aus dem Originaldatensatz aufsummiert. Der daraus resultierende gemittelte Grauwert legt die zuzuweisende Materialdefinition für den Tetraeder fest:

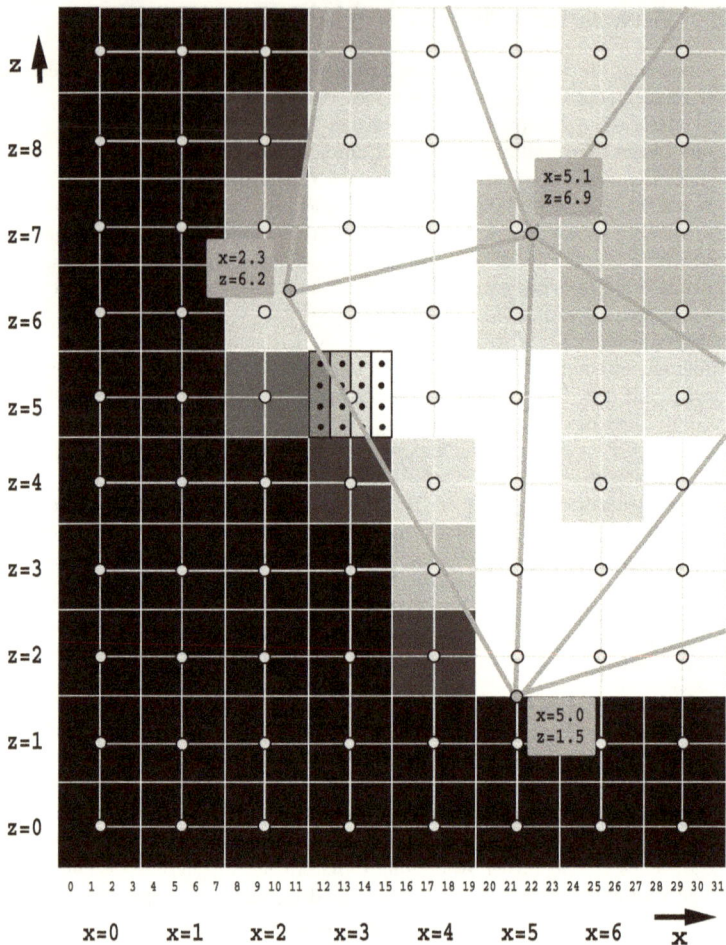

Abbildung 8.3: Lage eines Tetraeders im boxgefilterten Voxeldatensatz und im Originaldatensatz.

Interessant ist hierbei, daß in den konkaven Bereichen der Kieferoberfläche, die durch die Reduktion sozusagen nach außen gezogen werden, eine erhöhte Anzahl von schwarzen Voxel im Tetraeder liegen.

Die Zuweisung der Elemente an die in *PATRAN* definierten *Element Properties* namens *Bone1prop* bis *Bone7prop* erfolgt durch Aufrufen der von *assignMatSession* erzeugten Sessiondatei. Die Zuweisung der Materialdefinition für Titan an die Implantate kann über die Geometrie der Implantate erfolgen, da *PATRAN* die Zuordnung zu den Elementen der Implantate intern handhabt.

8.4   Zuweisungsstatistik und Remeshing

Das Zuweisungsprogramm führt eine Statistikdatei, in der für jedes Tetraederelement der minimale und maximale Grauwert, die Grauwertdifferenz sowie der Mittelwert und die Standardabweichung protokolliert werden. Darüberhinaus wird über alle Elemente der Mittelwert aller Standardabweichungen berechnet, so daß der Anwender anhand dieser Daten entscheiden kann, ob das Elementenetz feiner angelegt werden sollte, um bei der Materialzuweisung nicht zu große Grauwertabweichungen innerhalb eines Elementes zu haben. Die Statistikdatei hat folgenden Aufbau (Auszug):

Tet	Nodes				Voxel inBox	inTet	schwarz	min	max	diff	av
...											
153	662	159	158	157	5120	91	81	220	220	0	220
154	663	142	116	117	11520	311	112	153	255	102	193
155	664	161	160	162	6400	34	0	179	255	76	215
156	665	163	162	160	2880	26	0	172	255	83	233
157	665	164	163	160	6400	108	0	157	255	98	239
158	666	165	164	160	9600	226	7	168	255	87	238
159	667	160	166	165	6400	160	9	140	255	115	178
160	668	166	167	165	3840	43	17	219	238	19	234
161	668	168	167	166	2304	29	26	238	255	17	243
...											

Die Zuordung eines *Material Properties* zu jedem Finiten Element kann ebenfalls in *PATRAN* mit der Funktion *Finite Elements/Show* mit der Auswahl *Property Set Name* tabellarisch aufgelistet werden. Hier wird unter anderem ersichtlich, daß nebeneinander liegende Tetraeder meist dasselbe Property oder eine benachbarte Property-Stufe besitzen, was den sich stetig verändernden Charakter des Knochenmaterials wiederspiegelt.

Da die Numerierung der Elemente in *PATRAN* vom Zuweisungsalgorithmus beibehalten wird, kann die Lage der entsprechenden Elemente im Anzeigefenster von *PATRAN* dargestellt werden, so daß das erneute Vernetzen auch von der Lage der betreffenden Tetraeder beziehungsweise von deren Abstand von den Implantaten abhängig gemacht werden kann.

8.5   Vergleich mit homogenen Kiefermodellen

Um die Ergebnisse für das Kiefermodell mit den grauwertabhängig zugewiesenen Materialeigenschaften verifizieren zu können, habe ich Vergleichsrechnungen mit Kiefermodellen mit homogener Materialvorgabe durchgeführt. Hierfür wurde dasselbe Kiefermodell einmal als homogener Kortikaliskiefer (*Bone1*) und einmal als homogener Spongiosakiefer (*Bone5*) analysiert.

Dabei zeigte sich, daß die für das inhomogene Modell errechneten Werte für Spannungen und Dehnungen zwischen den Werten des Spongiosa- und des Kortikaliskiefers liegen. Obwohl die Verankerung der Implantate bei den meisten Modellen vorwiegend im spongiösen Knochen erfolgt, nimmt der kortikale Knochenanteil um das Implantat den größten Teil der Belastung auf, die auf das Implantat wirkt. Daher nähern sich die Werte für das inhomogene Kiefermodell eher an die Werte des Kortikaliskiefers an.

Bei dem in Abbildung 9.2 auf Seite 89 gezeigten Modell erreicht die maximale Druckspannung im Knochen um das vordere Implantat bei einer schräg einwirkenden Kaukraft von 70N einen Wert von etwa

- -21MPa beim homogenen Kortikaliskiefer,

- -25MPa beim inhomogenen Kiefermodell und

- -33MPa beim homogenen Spongiosakiefer.

Die Werte für das inhomogene Modell verschieben sich weiter zum Spongiosamodell, wenn die kortikale Schicht abnimmt. Dieser Effekt wird z.b. bei stark atrophierten Kiefern deutlich sichtbar.

Kapitel 9

FE-Analyse und -Ergebnisse

Nach der Geometrie- und Materialmodellierung ist die Generierung des FE-Modells abgeschlossen, so daß nun die strukturmechanische Analyse durchgeführt werden kann. Der letzte Schritt des FE-Präprocessing ist die Definition verschiedener Kau- und Muskelkräfte sowie der Gelenkreaktionen, die dann zu verschiedenen Belastungsfällen zusammengefaßt werden können.

Die Durchführung der Analysen (Solving) erfolgte am Rechenzentrum der Universität Karlsruhe mit Hilfe des FE-Softwareprodukts *ABAQUS* (vgl. Abschnitt 7.2) und die Visualisierung und Interpretation der Ergebnisse (Postprocessing) wiederum mit *PATRAN*. Einige dieser exemplarischen FE-Ergebnisse werden vorgestellt und abschließend mit den Ergebnissen anderer Autoren (vgl. Abschnitt 2.3 auf Seite 19) und einer experimentellen Arbeit verglichen.

9.1 Definition von Belastungsfällen

Unter einem *Belastungsfall* (*Load Case*) versteht man die Gesamtheit aller Kräfte und Randbedingungen, die von außen auf das FE-Modell einwirken. Diese können *statisch* oder *dynamisch* (zeitabhängig) gegeben sein, wobei ich mit den Kiefermodellen nur statische Berechnungen durchgeführt habe.

Auf den Kieferknochen wird beim Kauen im wesentlichen an drei Stellen eine äußere Belastung wirksam:

- an den beteiligten Zähnen bzw. Implantaten (*Kaukräfte*),

- am Kieferbogen, wo der Massetermuskel ansetzt (*Muskelkräfte*) und

- am Kiefergelenk (articulo temporomandibularis) als *Gelenkreaktionen* auf die Muskel- und Kaukräfte.

Als *Kaukräfte* werden in der Literatur vertikale und schräge Einzelkräfte und Kraftverteilungen mit Beträgen von 35N bis zu mehreren 100N angegeben, die auf die Implantate oder darauf befestigte Suprakonstruktionen (Brücken) einwirken. In der Arbeit von Kregzde [Kre93] werden Beträge für Kaukräfte in Abhängigkeit von der Nahrung aufgeführt.

Für die exemplarischen FE-Berechnungen habe ich drei vertikale Kaukräfte von 35N, 50N und 80N sowie eine schräg auf das Implantat einwirkende Kraft von 70N (40N, 20N, 60N) definiert, um die resultierenden Spannungen mit den Ergebnissen anderer Autoren wie [MSSB93, BTNS96] vergleichen zu können (siehe auch Tabellen 9.1 und 9.2). Sie werden in *PATRAN* als Einzelkraft definiert. Je eine dieser Kaukräfte wirkt in meinen Berechnungen auf jedes der beiden Implantate des Modells ein, um den Einfluß der Positionierung im Kiefer und der Verankerung in eventuell abweichendem Knochenmaterial aufzuzeigen.

Da die *Muskelkräfte* näher am Kiefergelenk angreifen, müssen sie aufgrund des Hebelgesetzes vom Betrag her deutlich höher als die Kaukräfte angesetzt werden. Im idealen Fall bilden sie ein Momentengleichgewicht mit den Kaukräften um das Kiefergelenk, das als Drehpunkt wirkt:

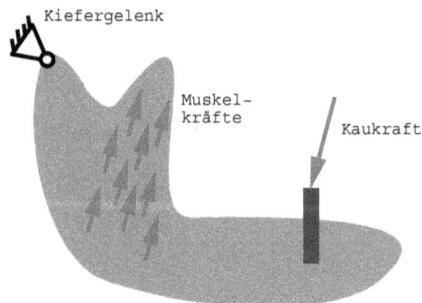

Abbildung 9.1: Kräfte und Gelenkreaktionen am Kiefermodell.

Am Kiefergelenk werden ebenfalls hohe Kräfte eingeleitet, die jedoch kein Moment erzeugen, da sie durch den Drehpunkt verlaufen. Da der Kiefer im Kiefergelenk durch den Schädelknochen und durch Muskelkräfte an seiner Position gehalten wird, können die Knotenpunkte der Elemente im Gelenk festgehalten werden, so daß keine Verschiebung möglich ist. Neben der Translation habe ich auch die Rotation dieser Knotenpunkte auf Null gesetzt, um das nur schwer erreichbare Momentengleichgewicht herzustellen. Diese Vereinfachung ist hier zulässig, da die Kiefergelenke hinreichend weit von dem in der Analyse betrachteten Bereich um die Implantate entfernt sind (Prinzip von de Saint Venant [MM84]).

Abbildung 9.2 zeigt einen solchen Belastungsfall für das im vorigen Abschnitt vernetzte Kiefermodell. Hier wirkt auf die beiden Implantate jeweils eine Kaukraft von 80N, als Muskelkraft greifen 10 Kräfte zu je 30N am rechten Kieferbogen an. Die hohen Werte in der Abbildung resultieren aus der Verwendung von Gramm und Millimetern als Basiseinheiten, so daß $1N = 1\frac{kg \times m}{s^2} = 10^6 \frac{g \times mm}{s^2}$. Im Gelenk wurde auf jeder Seite ein Knoten mit allen 6 Freiheitsgraden festgehalten:

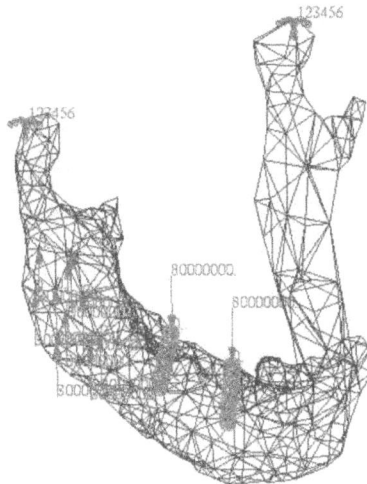

Abbildung 9.2: Kiefermodell mit Belastungsfall in *PATRAN* (Kau- und Muskelkräfte, Gelenkreaktionen).

Erwähnenswert ist die Eigenschaft von *PATRAN*, die Zuordnung von Geometrie und Elementenetz intern zu verwalten (*Association*). Daher ist möglich, alle Kräfte und Randbedingungen am Geometriemodell zu definieren. Diese werden dann von *PATRAN* auf das Elementenetz übertragen, wodurch verschiedene Vernetzungen für ein Modell ausprobiert werden können, ohne daß Kräfte und Randbedingungen nach dem Vernetzen neu definiert werden müssen.

9.2 Durchführung der Analyse

Die Durchführung des Lösevorgangs (Solving) erfolgte am Rechenzentrum der Universität Karlsruhe, wo ein Silicon Graphics Compute-Server des Typs Origin-2000 für kleinere Berechnungen und ein massiv paralleler Compute-Server des Typs IBM RS/6000 SP zur Lösung großer Probleme sowie die entsprechenden FE-Softwarepakete und Benutzungshinweise bereitstehen [Kar98].

Nach Übertragung der von *PATRAN* generierten Eingabedatei, z.B. mit dem Namen Kiefer1-35N.inp, kann der *ABAQUS*-Solver gestartet werden:

```
abq57job -j Kiefer1-35N -q M256
```

Wichtige Hinweise zum Lösevorgang, wie z.B. Angaben über die numerische Stabilität der Berechnung oder mögliche Fehlerquellen, können der Datei mit der Endung *.dat* entnommen werden. Die Ergebnisse der Analyse werden von *ABAQUS* in der Datei mit der Namensendung *.fil* gespeichert.

9.3 Interpretation der Ergebnisse

Abbildung 9.3 zeigt eine Gesamtansicht (skalare von-Mises-Spannung) eines belasteten Kiefermodells sowie den vergrößerten Bereich um das hintere Implantat:

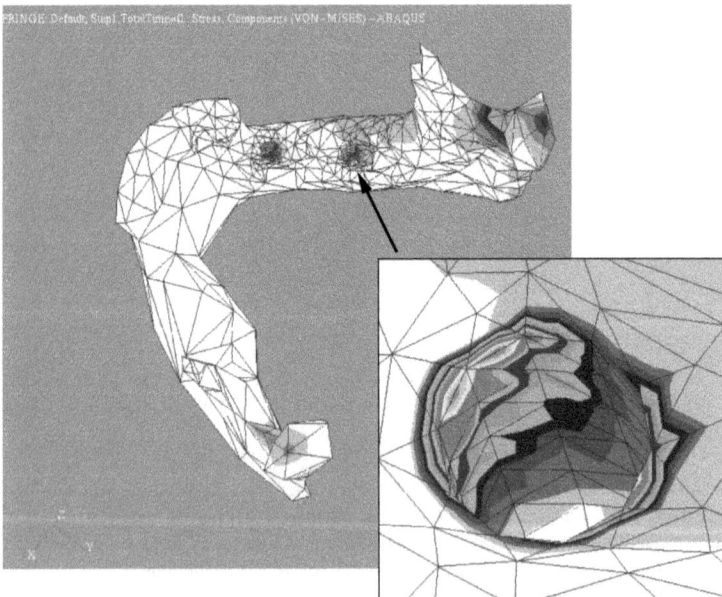

Abbildung 9.3: Berechnete von-Mises-Spannung für den Gesamtkiefer

Hier wird deutlich, daß hohe Spannungen und Spannungsgradienten, wie erwartet, vor allem im Bereich um die Implantate auftreten, wobei der Knochen im hinteren Backenzahnbereich zusätzlich durch die Muskelkräfte belastet ist. Die Nahaufnahme des hinteren Bohrlochs zeigt, daß die höchste von-Mises-Spannung am oberen Rand des Bohrlochs auftritt, wo die dünne kortikale Außenschicht des Kiefers den größten Teil der mechanischen Belastung aufnimmt. Sie erreicht bei der Kaukraft von 35N den Wert 11MPa, bei 50N etwa 12MPa und bei der schräg einwirkenden Kraft von 70N etwa 18MPa.

Auffallend ist weiterhin, daß am vorderen Bohrloch bei vertikalen Kaukräften geringere Spannungen auftreten als an der hinteren Bohrung. Dagegen induziert die schräge Krafteinwirkung am vorderen Bohrloch starke Spannungen (etwa 23MPa bei 70N). Dies ist darin begründet, daß je nach Kraftrichtung andere Bereiche des Bohrlochs die Belastung aufnehmen, die jeweils einen geringeren oder höheren Anteil von kortikalem Knochengewebe enthalten. Auch hier werden die Vorteile der patienten-individuellen CT-basierten Materialmodellierung deutlich.

Die hohen Spannungen im Bereich des Kiefergelenks resultieren zum Teil aus der Kompensation des Drehmoments, das von Kau- und Muskelkräften erzeugt wird, und erreichen unter realen Randbedingungen im Gelenk niedrigere Werte.

Die für die Atrophie des Knochens entscheidende maximale Druckspannung beträgt bei 70N Kaukraft auf das vordere Implantat etwa -25MPa und tritt ebenfalls an der Durchtrittstelle des Implantats durch die Kortikalis auf:

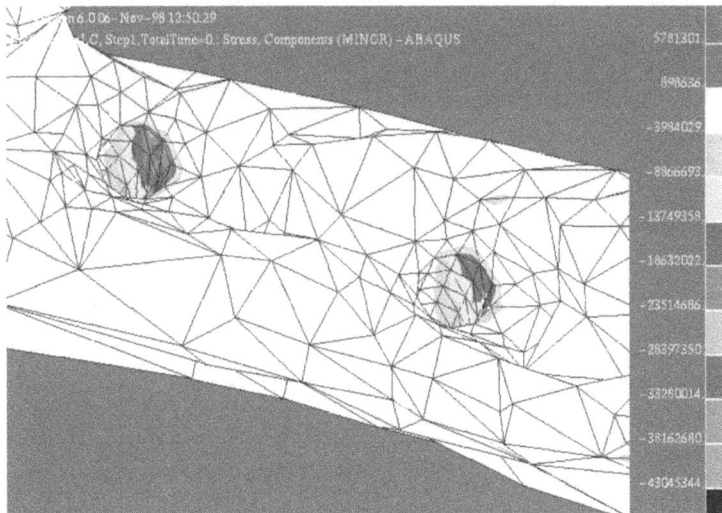

Abbildung 9.4: Maximale Druckspannungen am vorderen und hinteren Bohrloch.

Der Maximalwert der Zugspannungen am Bohrlochrand beträgt bei der schräg einwirkenden Kraft von 70N etwa +19 MPa. Hier zeigt sich, wie in den Arbeiten anderer Autoren, daß horizontal einwirkende Kräfte aufgrund des entstehenden Biegemoments höhere Spannungen im Knochen erzeugen. Zudem fällt wiederum auf, daß identische Kräfte an den beiden Implantaten zu unterschiedlichen Maximalbelastungen im Knochen führen, da die Geometrie- und vor allem die Materialverhältnisse um das jeweilige Implantat voneinander abweichen.

Diese Maximalwerte müssen nun einerseits mit der Grenzspannung für den elastischen Bereich des Knochenmaterials (Streckgrenze) und andererseits mit den Bruchspannungen verglichen werden. Diese sind in [O'B98] für den Oberarmknochen mit 130 MPa für Zug- und Druckbelastung angegeben ist. Für den Kieferknochen liegen mir leider keine Werte vor. Zusätzlich ist es notwendig, die resultierenden Spannungen auf ihre Auswirkungen hinsichtlich des Knochenabbaus zu betrachten. Hierzu liegen mir jedoch ebenfalls keine Grenzspannungswerte vor, deren Überschreitung den Atrophievorgang auslösen würden.

	Siegele/ Soltesz [SS93]	Murphy et al. [MWG95]	Baiamonte et al. [BAP*96]	Hart et al. [HHT*92]
Elemente		112	10000	10000 (Nodes)
E-Module: Kortikalis Spongiosa Implantat	20 GPa 2 GPa 110 GPa (Ti) 380 GPa (Al_2O_3)	15 GPa 5 GPa 102 GPa (Ti)	17.0 GPa 2.2 (1.1) GPa 100 GPa (Ti)	13 / 19 GPa 0.2 / 0.8 GPa -
Belastungsfall Kaukräfte Muskelkraft Randbeding.	A: 100 N vert. B: 25 N hor.	A: 10 N vert. B: 135 N vert.	A: 50N hor. B: 100N hor. - unterer Knochenrand festgelegt	A: 40N vert. B: 50N vert. C: 100N vert. mehrere Einzelkräfte
maximale von-Mises-Sp.	-	A: 4 MPa B: 30 MPa	-	Angabe: mechanical intensity scalar $\hat{E}$
max. Druckspg.	A: -25.4 MPa B: -12 MPa	-	A: B: -52.0 MPa	-
max. Zugspg.			A: B: +68.0 MPa	-
Implantat Länge im Kn. Durchmesser	10.5 mm 5 mm		12mm 3.43mm	- -
Bemerkungen	Kortikalis 3.0 mm	Kräfte setzen exzentrisch am Implantat an, Biegemoment	Kortikalis 2.0 mm Berechnungen experimentell am Affenkiefer verifiziert	Anisotropes Materialverhalten modelliert

Tabelle 9.1: Vergleich der Ergebnisse mit anderen Autoren (I).

9.4   Vergleich mit Ergebnissen anderer Autoren

Die beiden Tabellen fassen die Analyseergebnisse der im Abschnitt 2.3 auf Seite 19 vorgestellten Arbeiten anderer Autoren zusammen und vergleichen diese mit den von mir errechneten Spannungswerten.

Dabei fällt auf, daß meine Analyseergebnisse teilweise über den Werten anderer Autoren liegen. So können aufgrund der identisch angesetzten Kaukräfte die Maximalspannungen von Meijer [MSSB93] und Boruszewski [BTNS96] direkt mit den Spannungswerten meiner Modelle verglichen werden. Der Hauptgrund für diese Abweichungen liegt in der relativ dick angesetzten kortikalen Schicht. Im Gegensatz zu den Erfahrungen der Ärzte an der Zahnklinik, die oft in stark atrophierte Kiefer mit relativ dünner Kortikalis implantieren, verwenden die anderen Autoren eine Schichtdicke von 2 bis 3mm für die Kortikalis.

	Meijer et al. [MSSB93]	Kregzde [Kre93]	Boruszewski et al. [BTNS96]	Fütterling
Elemente	4355	426	11916	4679 (adaptiv)
E-Module:				
Kortikalis	13.7 GPa	10 GPa	13.7 GPa	15 GPa
Spongiosa	1.37 GPa	10 GPa	1.37 GPa	0.5 GPa
Implantat	103 GPa (Ti)	103 GPa (Ti) 30 GPa (Dentin)	103 GPa (Ti)	117 GPa (Ti)
Belastungsfall				
Kaukräfte	A: 35N vertikal B: 70N schräg	30 bis 200 N pro Implantat	50 N vertikal	A: 35 N vertikal B: 50 N vertikal C: 70 N schräg
Muskelkraft Randbeding.		578 N (Einzelkr.)	-	10 Einzelkräfte Kiefergelenk festgelegt
maximale von-Mises-Spg.	-	-	10.5MPa	vorne / hinten A: 8 / 11MPa B: 9 / 12MPa C: 23 / 18MPa
max. Druckspg.	A: -5.1 MPa B: -20.4 MPa	-24.0 MPa		A: -7 / -9MPa B: -10/-13MPa C: -25/-20MPa
max. Zugspg.	A: +4.2 MPa B: +25.4 MPa	+14.4 MPa		A: +2 / +6MPa B: +3 / +7MPa C: +19/+15MPa
Implantat Länge im Kn. Durchmesser	Zylinderform 10.5 mm 5 mm	Zylinderform	Zylinderform 17 mm 3.75 mm	Zylinderform 12 mm 4.0 mm
Bemerkungen	FE-Meshing abschnittweise; Kortikalis 3.0 mm Imp. bikortikal verankert	Verwendung eines Knochenmaterials mit gemitteltem E-Modul		

Tabelle 9.2: Vergleich der Ergebnisse mit anderen Autoren (II).

Diese feste kortikale Deckschicht nimmt die einwirkende Belastung wesentlich besser auf und unterliegt geringeren Dehnungen, was auch zu geringeren Spannungen im Knochen um die Implantate führt, vgl. Abschnitt 8.5. Da die automatisierte CT-basierende Materialmodellierung sich den Gegebenheiten des individuellen Patientenkiefers in dieser Hinsicht besser anpaßt, sind die in der medizinischen FEM-Pipeline generierten FE-Modelle diesen CAD- oder Einzelmodellen überlegen.

Kapitel 10

Zusammenfassung und Ausblick

Dieses Kapitel faßt die wesentlichen Aspekte des Projekts *Kiefermodellierung* zusammen. Dabei wird noch einmal kurz auf die Motivation für das Projekt eingegangen, die Schritte der *medizinischen FEM-Pipeline* jeweils mit den darin enthaltenen wichtigen Neuerungen aufgeführt und das Anwendungssystem gegen bereits bestehende Anwendungen und Einzelstudien anderer Autoren abgegrenzt. Ein Ausblick auf mögliche Verbesserungen und Weiterentwicklungen beschließt meine Arbeit.

10.1 Zusammenfassung der Arbeit

10.1.1 Motivation für das Projekt

Im Rahmen des Projekts *Kiefermodellierung* habe ich ein Anwendungssystem zur dreidimensionalen Rekonstruktion des Kieferknochens aus CT-Daten eines Patienten erstellt, in das interaktiv Zahnimplantate eingesetzt werden können. Dieses Geometriemodell wird durch Vernetzung im Volumen und Materialzuweisung auf Basis der CT-Grauwerte zu einem Finite-Elemente-Modell ausgebaut und kann dann biomechanisch untersucht werden. Das Ziel dieser Finite-Elemente-Analysen ist die Minimierung und optimale Verteilung der von den Implantaten in den umgebenden Knochen eingeleiteten mechanischen Spannungen, die Knochenumbauprozesse bis hin zum Verlust der Implantate auslösen (*Atrophie*) und gefährliche bakterielle Vorgänge im Bereich um das Implantat (*Periimplantitis*) verstärken.

Dem Implantologen wird hierdurch eine wichtige Diagnose- und Entscheidungshilfe angeboten, mit deren Hilfe er die Auswahl des richtigen Implantattyps, die Anzahl der Implantate und deren Plazierung im Patientenkiefer bereits vor der Operation auf ihre mechanischen Auswirkungen im Knochen hin untersuchen kann. Dadurch soll die Haltbarkeit der implantologisch-prothetischen Versorgung erhöht sowie die Behandlungs- und Folgekosten verringert werden. Besonderes Augenmerk habe ich bei der Planung des Anwendungssystems auf den weitestgehend automatisierten Ablauf aller Modellierungsschritte gelegt.

10.1.2 Modellierungsschritte und Neuerungen

Der gesamte Modellierungsablauf wird im Rahmen dieser Arbeit als *medizinische FEM-Pipeline* bezeichnet und umfaßt im ersten Teil die geometrische Modellierung der Knochen- und Implantatoberflächen in Form von Dreiecknetzen. Die erforderlichen Schritte enthalten aufgrund der hohen Anforderungen an ein FE-Geometriemodell eine Reihe neuer Entwicklungen und Ansätze:

- *Aquisition der Patientendaten mittels Computertomografie:*
  Ein CT-Datensatz des Patienten bildet die Grundlage für die geometrische Rekonstruktion sowie für die Modellierung der Materialeigenschaften.

- *Segmentierung des Knochens aus den CT-Aufnahmen:*
  In diesem Schritt habe ich aufgrund der angestrebten Automatisierung und des komplizierten inneren Aufbaus des Kiefers festgelegt, nur die Kieferoberfläche zu segmentieren. Die inneren Kieferstrukturen und die stark über den Kieferquerschnitt variierenden Materialeigenschaften des Knochens werden mittels einer verfeinerten Materialmodellierung erfaßt. Die Segmentierung erfolgt mit Hilfe des schwellwertbasierten *Kontureditors* der *MEDStation*.

- *Dreidimensionale Rekonstruktion der Knochenoberfläche:*
  Ein *erweiterter Marching-Cubes Algorithmus* wurde entworfen, der geschlossene zweimannigfaltige Dreiecksoberflächennetze mit gesetzten Nachbarschaften aus CT-Daten generiert. Dies sind notwendige Voraussetzungen für die Weiterentwicklung zum FE-Modell, das an die Dreiecksnetze wesentlich höhere Anforderungen stellt, als zur Visualisierung notwendig sind.

- *Fehlerkontrollierte Multi-Resolution-Netzreduktion:*
  Die hochaufgelösten Oberflächennetze werden mit einem neuen Reduktionsal-
  gorithmus reduziert, der den globalen Approximationsfehler (einseitiger Haus-
  dorff-Abstand) durchgängig kontrolliert. Weitere Merkmale sind der Test auf
  Selbstschnitt bei der Vertexentfernung, die Delaunay-Retriangulierung und die
  Generierung eines *Multi-Resolution-Netzes.* Auf diese Weise kann ein Kno-
  chenmodell in jeder Auflösungsstufe dargestellt und adaptiv für den späteren
  Implantateinsatz verfeinert werden.

- *Einsetzen der Implantate:*
  Hier habe ich ein Programm zur Generierung verschiedener Implantatformen
  und ein Positionierprogramm zum Einsetzen und Verschneiden mit dem Kiefer-
  Oberflächennetz erstellt. Ein allgemeiner Schnittalgorithmus erlaubt das Verschneiden beliebiger Dreiecksnetze, wobei die entlang der Schnittlinie entstehenden kleinen und spitzen Dreiecke mit Hilfe eines Winkelkriteriums elimi-
  niert werden können. Aufgrund der speziellen Geometrie von Zahnimplantaten
  und der Eigenheiten des physikalischen Bohrvorgangs habe ich zum Einsetzen
  von Zahnimplantaten einen zweiten speziellen Schnittalgorithmus entwickelt.
  Beide Algorithmen stellen sicher, daß Implantat und Bohrloch im Knochen
  exakt aufeinanderliegende Dreiecksoberflächen haben.

Im zweiten Teil der *medizinischen FEM-Pipeline* wird aus den Oberflächennetzen
von Knochen und Implantaten ein FE-Modell generiert:

- *Import der Dreiecksnetze in das FE-System PATRAN:*
  Für den Import der Dreiecknetze in *PATRAN* wurde ein Konvertierprogramm
  erstellt. Die geometrische Modellierung wird durch Erzeugen von Volumenmodellen (*B-rep Solids*) aus den Oberflächennetzen abgeschlossen.

- *Vernetzung der Volumenmodelle mit Finiten Elementen:*
  Die Vernetzung mit Tetraedern höherer Ordnung wird mit *Mesh Seeds* kon-
  trolliert und erfolgt aufgrund der feineren Triangulierung der Oberflächen im
  Bereich um die Implantate adaptiv.

- *Materialmodellierung:*
  Im Gegensatz zu anderen Studien, die nur eine oder zwei Materialdefinitionen
  für Knochenmodelle verwenden, habe ich eine Zuordnung von CT-Grauwerten
  und Elastizitätsmodulen in sieben Stufen festgelegt. Der Zuweisungsalgorithmus plaziert jedes Tetraederelement im CT-Datensatz und ordnet eine Materialdefinition in Abhängigkeit vom mittleren Grauwert im Element zu. Die
  Zuweisungen werden statistisch ausgewertet, so daß bei zu großen Materialdifferenzen innerhalb der Elemente feiner vernetzt werden kann.

- *FE-Analyse:*
  Nach der Definition des Belastungsfalls (Kaukräfte, Muskelkräfte und Gelenkreaktionen) wird die Analyse mit dem kommerziellen FE-Solver *ABAQUS*
  durchgeführt und die Ergebnisse wiederum mit *PATRAN* visualisiert.

Die erhaltenen Analyseergebnisse und der Vergleich mit den Studien anderer Autoren zeigen die hohe Qualität der automatisiert generierten patienten-individuellen Finite-Elemente-Modelle. Auch wenn eine Bestimmung der exakten Spannungsbeträge im Knochen durch in-vivo-Experimente und so eine Verifikation der theoretischen Ergebnisse nur begrenzt möglich ist, erhält der Arzt wichtige Hinweise und Entscheidungshilfen für die Implantation.

10.1.3   Vergleich mit anderen Anwendungssystemen

Mit der Zielsetzung, ein dreidimensionales patienten-individuelles Kiefermodell mit eingesetzten Zahnimplantaten weitestgehend automatisiert zu erstellen und mit Hilfe der Finite-Elemente-Methode biomechanisch zu untersuchen, geht meine Arbeit weit über die aktuell zur Verfügung stehenden Programme zur Planung implantologisch-prothetischer Versorgungen hinaus. Diese beschränken sich im wesentlichen auf die Darstellung von zweidimensionalen klassischen Röntgenaufnahmen oder von CT-Datensätzen am Bildschirm, in die dann Umrißdarstellungen von Humanimplantaten wie z.b. Zahnimplantate und Hüftendoprothesen interaktiv eingesetzt werden können. Einige solcher Systeme werden im Abschnitt 1.1 genannt.

10.1.4   Vergleich mit FE-Studien anderer Autoren

Im Vergleich mit den Studien anderer Autoren im Bereich der FE-Analyse von Knochen-Implantat-Systemen werden folgende Unterschiede deutlich:

- *Zielsetzung:*
  Die Studien anderer Autoren sind auf die Untersuchung von grundlegenden Fragestellungen an einem einzigen Kiefermodell ausgelegt, eine weitestgehend automatisierte patienten-individuelle FE-Modellbildung ist nicht möglich.

- *Geometrische Modellierung des Knochens:*
  In den meisten arbeiten wird für dreidimensionale Studien des gesamten Kieferknochens ein CAD-Knochenmodell verwendet. Zwei Autorenteams rekonstruieren ein reales Kiefermodell, indem ein entnommener Kiefer entweder mittels CT aufgenommen [HHT*92] (Segmentierung entfällt) oder zersägt und eingescannt wird [MSSB93]. Die dreidimensionale Rekonstruktion erfolgt in beiden Fällen nicht automatisiert.

- *Implantateinsatz:*
  Die einzige Studie, bei der Implantate in ein reales Kiefermodell eingesetzt werden [MSSB93], plaziert diese durch Einzeichnen in den Schichtbildern. Ein beliebiges Positionieren ist nicht möglich.

- *Materialmodellierung:*
  Meist werden nur zwei Knochenmaterialien für den gesamten Kiefer verwendet. Dabei gilt die Annahme, daß Kortikalis und Spongiosa eindeutig festgelegt und getrennt werden können und daß die Spongiosa über den Kieferquerschnitt homogene Materialeigenschaften besitzt.

10.2 Ausblick

In der Zukunft sind folgende Weiterentwicklungen am Anwendungssystem sinnvoll und wünschenswert:

- *Bessere Integration aller Programme:*
  Um die Benutzerfreundlichkeit und Effizienz der Modellgenerierung zu erhöhen, kann eine weitergehende Integration der erstellten Programme und Tools beitragen. Hier wäre auch eine Integration als neues Implantationsplanungsmodul in die MEDStation vorstellbar.

- *Rekonstruktion aus Konturen:*
  Als Alternative zum Marching-Cube in Fällen wie dem beschriebenen Femur sollte eine Rekonstruktionsmöglichkeit auf Basis von Konturstapeln zur Verfügung stehen. Dies ist jedoch für Kiefermodelle nicht erforderlich.

- *Eigene Vernetzungsalgorithmen:*
  Für die Vernetzung von Dreiecksoberflächen im Volumen wären Alternativen zu *PATRAN* interessant, deren Vernetzungskriterien speziell auf medizinische FE-Modelle abgestimmt werden können, z.b. die Verwendung des Abstands zum nächstliegenden Implantat zur Steuerung der adaptiven Triangulierung. Dadurch ist auch eine Abkoppelung vom kommerziellen FE-System *PATRAN* denkbar.

- *Weiterentwicklung des MC zum Marching-Tetra:*
  Um die Automatisierung des Modellierungsablaufs weiter zu verbessern ist es denkbar, daß der Rekonstruktionsalgorithmus direkt mit Tetraedern vernetzte Volumenmodelle erzeugt, wodurch auch der Schritt der Materialzuordnung gleichzeitig durchgeführt werden könnte. Allerdings stellt sich hier die Frage des Implantateinsatzes neu und die entstehenden FE-Gleichungssysteme mit sehr vielen Freiheitsgraden müßten auf sehr leistungsstarken Rechner gelöst werden.

Der Nutzen des Systems hängt jedoch letztendlich in entscheidendem Maße von der Akzeptanz der Implantologen im klinischen Einsatz ab. Dabei werden sich sicher weitere Anregungen und Verbesserungsmöglichkeiten ergeben, die in zukünftige Entwicklungen eingebracht werden können.

Literaturverzeichnis

[AD88]   K. Adisman and R. P. Desjardins. Bone resorption around fixtures
           in edentulous patients treated with mandibular fixed tissue-integrated
           prostheses. *Journal of Prosthetic Dentures*, 59, 1988.

[ADPS96]   I. Akpinar, F. Demirel, L. Parnas, and S. Sahin. A comparison of stress
           and strain distribution characteristics of two different rigid implant de-
           signs for distal-extension fixed prostheses. *Quintessence International*,
           27:11–17, 1996.

[BAP*96]   T. Baiamonte, M.F. Abbate, F. Pizzarello, J. Lozada, and R. James.
           The experimental verification of the efficacy of finite element modeling
           to dental implant systems. *Journal of Oral Implantology*, 22:104–110,
           1996.

[Ben90]   Ulrike Benzing. Computergestützte Routinemessungen mit dem Siro-
           gnathographen - Vorstellung eines Meßdatenerfassungs- und Auswer-
           teprogramms für HP-Computer. *Z. zahnärztl. Implantologie*, 6:64–69,
           1990.

[Ben93]   U. Benzing. Biomechanik. In H.-J. Hartmann, editor, *Aktueller Stand
           der zahnärztlichen Implantologie*. Spitta-Verlag, Balingen, 1993.

[BGW91]   U. Benzing, H. Gall, and H. Weber. Spannungen und Verformungen
           im Periodontium des Pfeilerzahns und im spongiösen Implantatbett
           - eine theoretische Untersuchung mit Hilfe geeigneter mathematisch-
           physikalischer Modelle. *Z. zahnärztl. Implantologie*, 7:84–87, 1991.

[BGW92]   U. Benzing, H. Gall, and H. Weber. Three-dimensional finite element
           model of a complete human mandible. *Journal Dent. Res., (IADR Ab-
           stracts)*, 7, 1992.

[BGW95]   U. Benzing, H. Gall, and H. Weber. Biomechanical aspects of Two
           Different Implantological-Prosthetic Concepts for Edentulous Maxillas.
           Int. Journal of Oral and Maxillofacial Implants, 10:188–198, 1995.

[BPWG95]   U. Benzing, L. Pröbster, H. Weber, and H. Gall. Die implantologisch-
           prothetische Versorgung des zahnlosen Oberkiefers: biomechanische
           Analyse vs. klinischer Befund. *Z. zahnärztl. Implantologie*, 1995.

102 *Literatur*

[BTNS96] Boruszewski, Tortamano, Neto, and Saito. Stress distributions in mandibles around osseo-integrated implants, according to the occlusion pattern, using MSC/NASTRAN three-dimensional modeling. *Universidade de São Paulo, Brasil*, 1996.

[BW92] U. Benzing and H. Weber. Biomechanical aspects of Implant Supported Prosthesis for Edentulous Jaws. In W. R. Laney and D. E. Tolman, editors, *Tissue Integration in Oral, Orthopedic, and Maxillofacial Reconstruction*, page 149. Quintessence Publishing Inc., Chicago, 1992.

[BWSE94] U. Benzing, H. Weber, A. Simonis, and E. Engel. Changes in Chewing Patterns after Implantation in the Edentulous Mandible. *Int. Journal of Oral and Maxillofacial Implants*, 9:207–213, 1994.

[CH79] D. R. Carter and W. C. Hayes. The compressive behavior of bone as a two-phase porous structure. *J. Bone and Joint Surgery*, 59A:954–962, 1979.

[CHAA96] S. Canay, N. Hersek, I. Akpinar, and Z. Asik. Comparison of stress distribution around vertical and angled implants with finite element analysis. *Quintessence-International*, 27:591–598, 1996.

[CVM*96] Jonathan Cohen, Amitabh Varshney, Dinesh Manocha, Greg Turk, Hans Weber, Pankaj Agarwal, Frederick Brooks, and William Wright. Simplification Envelopes. Technical Report TR96-017, Department of Computer Science, University of North Carolina, February 19 1996.

[Dai93] Gerhard Daiber. Visualisierung diskreter Volumendaten mittels Strahlverfolgungsdaten. Master's thesis, Eberhard-Karls-Universität Tübingen, Wilhelm-Schickard-Institut für Informatik, Arbeitsbereich Graphisch-Interaktive-Systeme, 1993.

[ea95] J. E. Hutton et al. Factors related to success and failure rates at 3-year follow-up in a Multicenter study of overdentures supported by Branemark Implants. *Int. Journal of Oral and Maxillofacial Implants*, 10(33), 1995.

[Fri98] Friatec. *Informationen zu den Friatec-Produkten*. Friatec AG, Division Medizintechnik, Postfach 710261, D-68222 Mannheim, http://www.friatec.com, 1998.

[GFS*95] T. Grunert, J. Fechter, G. Stuhldreier, H.-H. Ehricke, M. Skalej, R. Kolb, and P.E. Huppert. A PACS Workstation with integrated CASE tool and 3D-Endosonography application. In *Computer Assisted Radiology CAR, Berlin*, pages 293–298, 1995.

[GLE*97] T. Grunert, M. Lüdtke, V. Eder, M. Schaich, R. Kolb, G. Becker, S. Sell, and M. Hager. Das Tübinger PACS- und Dokumentenarchiv-Projekt. In W. S. Rau and K. Marquardt, editors, *KIS/RIS/PACS Workshop*, 2.-4. October, Gießen, Germany 1997.

[Gru91] Thomas Grunert. Untersuchung, Klassifizierung und Bewertung von Kantendetektoren zur Segmentierung, im besonderen Kontext zu Segmentierung von NMR-Bildern. Master's thesis, Eberhard-Karls-Universität Tübingen, Wilhelm-Schickard-Institut für Informatik, Arbeitsbereich Graphisch-Interaktive-Systeme, 1991.

[GWW*97] T. Grunert, J. Wassermann, F. Weisser, R. Kolb, M. Skalej, F. Dammann, M. Schaich, C.D. Clausses, and S. Sell. A Development System for Teleradiology Applications. In *Computer Assisted Radiology CAR'97*, pages 626–631, 25.-28. June, Berlin, Germany 1997.

[Ham94] Bernd Hamann. A Data Reduction Scheme for Triangulated Surfaces. *Computer Aided Geometric Design*, 11(2):197–214, 1994.

[HDD*93] Hugues Hoppe, Tony DeRose, Tom Duchamp, John McDonald, and Werner Stuetzle. Mesh Optimization. In James T. Kajiya, editor, *Computer Graphics (SIGGRAPH '93 Proceedings)*, volume 27, pages 19–26, August 1993.

[Hei95] Markus Heitz. *Bestimmung von Dichte und Stabilität des menschlichen Oberschenkelknochens auf der Basis von CT-Daten.* Ph.D. thesis, Fakultät für Physik der Eberhard-Karls-Universität Tübingen, 1995.

[HH93] Paul Hinkler and Charles Hansen. Geometric Optimization. In G. Nielson and D. Bergeron, editors, *Proceedings International Symposium on Scientific Visualization.* IEEE Computer Society Press, October 1993.

[HHK*95] Taosong He, Lichan Hong, Arie Kaufman, Amitabh Varshney, and Sidney Wang. Voxel Based Object Simplification. In G. Nielson and D. Silver, editors, *Proceedings International Symposium on Scientific Visualization.* IEEE Computer Society Press, October 1995.

[HHT*92] Richard T. Hart, Vincent V. Hennebel, Nisra Thongpreda, William C. van Buskirk, and Ronald C. Anderson. Modelling the Biomechanics of the Mandible: A Three-Dimensional Finite Element Study. *J. Biomechanics*, 25(3):261–286, 1992.

[HMK*97] L. Hong, S. Muraki, A. Kaufman, D. Bartz, and T. He. Virtual Voyage: Interactive Navigation in the Human Colon. In *Computer Graphics (Proceedings of Siggraph'97)*, pages 27–34, 1997.

[Hop96] H. Hoppe. Progressive Meshes. In *Computer Graphics (SIGGRAPH '96 Proceedings)*, volume 30, pages 99–108, October 1996.

[HRS94] William E. Higgins, Joseph M. Reinhard, and Werner L. Sharp. Semi-automatic construction of 3D medical image-segmentation processes. In Richard A. Robb, editor, *Visualization in Biomedical Computing*, volume 2359, pages 59–71. SPIE, Oktober 1994.

[Hü81] Klaus-Henning Hübener. *Computertomographie des Körperstammes.* Georg Thieme Verlag, Stuttgart, New York, 1981.

[IPF87] Y. H. Ismail, L. N. Pahountis, and J. F. Fleming. Comparison of two-dimensional and three-dimensional finite element analysis of a blade implant. *International journal of oral Implantology*, 4:25–31, 1987.

[Jä91] Bernd Jähne. *Digitale Bildverarbeitung*. Springer, Berlin, Heidelberg, New York, 1991.

[JcLB91] R. A. Jaffin and ch. L. Berman. The excessive loss of Branemark Fixtures in type IV Bone: A five-year analysis. *Journal of Periodontology*, 62(2), 1991.

[JSK96] José Encarnação, Wolfgang Straßer, and Reinhard Klein. *Graphische Datenverarbeitung 1*. R.Oldenbourg Verlag München, Wien, 1996.

[Kar98] Rechenzentrum Universität Karlsruhe. *Finite Elemente Programme*. http://www.rz.uni-karlsruhe.de/ FEM/, 1998.

[KCOH96] R. Klein, D. Cohen-Or, and T. Hüttner. Incremental view-dependant multilevel triangulation of terrain. In *Proceedings of the Fifth Pacific Conference on Computer Graphics and Applications*, pages 127–136. IEEE Computer Society, Los Alamitos, California, October 1996.

[KCOH97] Reinhard Klein, Daniel Cohen-Or, and Tobias Hüttner. Incremental View-dependent Multilevel Triangulation of Terrain. In *Proceedings of the Fifth Pacific Conference on Computer Graphics and Applications, Seoul, Korea*, pages 127–136. IEEE Computer Society, Los Alamitos, California, October 1997.

[KCOH98] R. Klein, D. Cohen-Or, and T. Hüttner. Incremental View-dependent Multilevel Triangulation of Terrain. *Journal of Visualization and Animation*, 1998. to appear.

[KGG95] E. Keeve, S. Girod, and B. Girod. Interaktive Operationsplanung - Ein physikalisches Modell zur Simulation von Weichgewebeverformungen bei craniofacialen Korrekturoperationen. In B. Arnolds, H. Müller, D. Saupe, and T. Tolxdorff, editors, *Tagungsband zum 3. Workshop Digitale Bilderverarbeitung in der Medizin*. Universität Freiburg, März 1995.

[KH96] R. Klein and T. Hüttner. Simple camera-dependent approximation of terrain surfaces for fast visualization and animation. In R. Yagel, editor, *Visualization 96*. ACM, November 1996.

[KHK96] R. Klein, T. Hüttner, and J. Krämer. Viewing parameter dependent approximation of nurbs-models for fast visualization and animation using a discrete multiresolution representation. In *Herbsttagung '96 3D-Bildanalyse und -synthese*, November 1996.

[KK93] R. Klein and J. Krämer. Delaunay triangulations of planar domains. *Technischer Bericht, WSI/GRIS, Universität Tübingen*, 1993.

[KK94]   R. Klein and J. Krämer. Fast Algorithms for constructing the 2D-Delaunay-Triangulation. *Technischer Bericht WSI-1994-16, WSI/GRIS, Universität Tübingen*, 1994.

[KK97]   R. Klein and J. Krämer. Multiresolution representations for surface meshes. In *Proceedings of the SCCG (Spring Conference on Computer Graphics), Budmerice, Slovakia*, pages 57–66, 1997.

[Kle93]   R. Klein. Polygonization of algebraic surfaces. In P. J. Laurent, A. Le Mehaute, and L. L. Schumaker, editors, *Curves and Surfaces II*. AK Peters, Boston, 1993.

[Kle94]   R. Klein. Linear Approximation of Trimmed Surfaces. In R. R. Martin, editor, *The Mathematics of Surfaces VI*, 1994.

[Kle95]   Reinhard Klein. *Netzgenerierung impliziter und parametrisierter Kurven und Flächen in einem objektorientierten System*. PhD thesis, Fakultät für Informatik der Eberhard-Karls-Universität zu Tübingen, Germany, Juli 1995.

[Kle96a] R. Klein. Construction of the constrained Delaunay triangulation of a polygonal domain. In P. Brunet and D. Roller, editors, *CAD-Tools for Products*. Springer-Verlag, 1996.

[Kle96b] Reinhard Klein. Linear Approximation of Trimmed Surfaces. In Glen Mullineux, editor, *The Mathematics of Surfaces VI*, pages 201–212. Clarendon Press, Oxford, 1996.

[Klo94]   Uwe Kloos. *Graphisch-Interaktive Simulation unter Berücksichtigung medizinischer Fragestellungen*. PhD thesis, Fakultät für Informatik der Eberhard-Karls-Universität zu Tübingen, Juli 1994.

[KLS96]   R. Klein, G. Liebich, and W Straßer. Mesh Reduction with Error Control. In R. Yagel, editor, *Visualization 96*. ACM, November 1996.

[Kr"95]   Jörg Krämer. Delaunay-Triangulierungen in zwei und drei Dimensionen. Master's thesis, Eberhard-Karls-Universität Tübingen, Wilhelm-Schickard-Institut für Informatik, Arbeitsbereich Graphisch-Interaktive-Systeme, 1995.

[Kre93]   Martin Kregzde. A Method of Selection the Best Implant Prothesis Design Option Using Three-Dimensional Finite Element Analysis. *The Int. Journal of Oral & Maxillofacial Implants*, 8(6):662–673, 1993.

[KS95]   R. Klein and W. Straßer. Mesh Generation from Boundary Models. In C. Hoffmann and J. Rossignac, editors, *Third Symposium on Solid Modeling and Applications*, pages 431–440. ACM Press, May 1995.

[KSH95]   R. Klein, R. Sonntag, and T. Hüttner. Datenreduktion von Radiosity-netzen zum Einsatz globaler Beleuchtung in Anwendungen der virtuellen Realität. In D. W. Fellner, editor, *Modeling Virtual Worlds Distributed Graphics*, pages 99–106, 1995.

[KT96]   Alan D. Kalvin and Russell H. Taylor. Superfaces: Polygonal Mesh
            Simplification with Bounded Error. *IEEE Computer Graphics and Ap-
            plications*, 16(3):64–77, May 1996.

[KV97]   T.W.P. Korioth and A. Versluis. Modeling the mechanical behavior
            of the jaws and their related structures by finite element (FE) anlysis.
            Critical Reviews in oral biology and medicine, 8:90–104, 1997.

[KWB92]   A. Krämer, H. Weber, and U. Benzing. Implant and Prosthetic Treat-
            ment of the Edentulous Maxilla Using a Bar-supported Prosthesis. *Int.
            Journal of Oral and Maxillofacial Implants*, 7:251–255, 1992.

[Lie96]   Gunther Liebich. Erzeugung von Oberflächen- und Finite-Elemente-
            Modellen aus Tomographiedaten. Master's thesis, Fakultät für Infor-
            matik, Universität Tübingen, 1996.

[LL89]   L.D. Landau and E.M. Lifschitz. *Lehrbuch der theoretischen Physik,
            Band VII - Elastizitätstheorie*. Akademie-Verlag Berlin, 1989.

[mdHW96]   Prof. Dr. med. dent. Heiner Weber. *Zahnärztliche Implantate, Allgemei-
            ne Patienteninformation, Vorteile - Bahndlung - Risiken - Erfolgschan-
            cen*. Zentrum für Zahn-, Mund- und Kieferheilkunde, Osianderstr. 2-8,
            72076 Tübingen, Tel. 07071/29-85152, 1996.

[MM84]   K. Magnus and H. H. Müller. *Grundlagen der technischen Mechanik*.
            Teubner-Verlag Stuttgart, ISBN 3-519-32324-9, 1984.

[MSC98]   MSC. *Modeling Solutions: MSC/PATRAN*. MacNeal-Schwendler Cor-
            poration, http://www.macsch.com, 1998.

[MSSB93]   H.J.A. Meijer, F.J.M. Starmans, H.A. Steen, and F. Bosman. A Three-
            Dimensional Finite-Element Analysis of Bone around Dental Implants
            in an Endentulous Human Mandible. *Archs. oral Biol.*, 38(6):491–496,
            1993.

[MWG95]   W.M. Murphy, K.R. Williams, and M.C. Gregory. Stress in bone adja-
            cent to dental implants. *J. of Oral Rehabilitation*, 22:897–903, 1995.

[NAF92]   NAFEMS. *A Finite Element Primer*. NAFEMS, Glasgow, UK, ISBN
            0-90364017-1, 1992.

[Ney93]   Derek Ney. Medical Image Acquisition. In Terry S. Yoo and Henry
            Fuchs, editors, *Three Dimensional Visualization using Medical Data:
            3D MEdical Visualization from Acquisition to Application*, pages 5–7.
            ACM, 1993.

[O'B98]   William J. O'Brien. *Biomaterials properties database*. University of Mi-
            chigan, Quintessence Publishing, http://www.lib.umich.edu/libhome/-
            Dentistry.lib/Dental_tables/toc.html, 1998.

[PBWK97] Ralf Petzold, Markus Blank, Kerstin Wolsiffer, and Willi Kalender. Computer assisted planning of cementless total hip replacement surgery. In H.-P. Seidel, B. Girod, and H. Niemann, editors, *3D Image Analysis and Synthesis '97*, pages 97–100, Universität Erlangen, Germany, 1997.

[Pup96] E. Puppo. Variable resolution terrain surfaces. In *Proceedings Canadian Conference on Computational Geometry, Ottawa (Canada)*, August 1996.

[RB92] Jarek R. Rossignac and Paul Borrel. Multi-Resolution 3D Approximations for Rendering Complex Scenes. Technical Report RC 17697, IBM Research Division, T.J.Watson Research Center, Yorktown Heights,NY, 1992.

[Rö97] Alexander Röpke. *PATRAN Kurzanleitung*. Institut für Maschinenkonstruktionslehre der Universität Karlsruhe, http://www.rz.uni-karlsruhe.de/ PATRAN/kurzanleitung/manual.html, 1997.

[RR96] Rémi Ronford and Jarek Rossignac. Full-range approximation of triangulated polyhedra. In *Computer Graphics Forum, Conf. Issue*, volume 15(3), pages C–67–C–76. NCC Blackwell, Aug. 26-30 1996. Proc. of the EUROGRAPHICS'96 Conference, Poitiers, France.

[Sch90] H.R. Schwarz. *Methode der Finiten Elemente*. Teubner Stuttgart, Studienbücher Mathematik, 1990.

[Sch96] Ulrich Schlüter. Entwicklung von schnellen, interaktiven Segmentierungsverfahren für die medizinische Bildverarbeitung und Computergraphik. Master's thesis, Eberhard-Karls-Universität Tübingen, Wilhelm-Schickard-Institut für Informatik, Arbeitsbereich Graphisch-Interaktive-Systeme, 1996.

[SLU*97] M. Skalej, A. Luft, M. Uesbeck, T. Grunert, B. Kortmann, M. Milas, G. Erb, S. Schmid, R. Kolb, D. Welte, and C. Keller. NeuroAssistant - ein computerunterstützter Arbeitsplatz für die Neuroradiologie . In *Jahrestagung der Dt. Gesellschaft für Neuroradiologie*, Berlin, Germany, 1997. Deutsche Gesellschaft für Medizinische Neuroradiologie.

[Spi94] Hubertus Spiekermann. Farbatlanten der Zahnmedizin. In K. H. Rateitschak, editor, *Band 10: Implantologie*. 1994.

[SS93] Siegele and Soltesz. Finite-Elemente-Berechnungen zur Beanspruchung des Kieferknochens um Zahnimplantate. *Zeitschrift für zahnärztliche Implantologie*, 1993.

[SZL92] William J. Schroeder, Jonathan A. Zarge, and William E. Lorensen. Decimation of triangle meshes. In Edwin E. Catmull, editor, *Computer Graphics (SIGGRAPH '92 Proceedings)*, volume 26, pages 65–70, July 1992.

[Tur92]   Greg Turk. Re-tiling polygonal surfaces. In Edwin E. Catmull, editor, *Computer Graphics (SIGGRAPH '92 Proceedings)*, volume 26, pages 55–64, July 1992.

[Wol92]   J. Wolff. *Das Gesetz der Transformation der Knochen.* August Hirschwald Verlag, Berlin, 1892.

[YF93]   Terry S. Yoo and Henry Fuchs. Three Dimensional Visualization using Medical Data: 3D Medical Visualization from Acquisition to Application, 1993. Course Notes 21 for SIGGRAPH 93.

Lebenslauf

von Stefan Fütterling, geboren am 25. März 1966 in Backnang:

1972 – 1976	Grundschule Marbach-Rielingshausen
1976 – 1985	Friedrich-Schiller-Gymnasium Marbach a.n. Abschluß: Abitur
1985 – 1986	Grundwehrdienst
1986 – 1990	Ingenieurstudium an der Universität Stuttgart
1990 – 1991	Auslandsstudium an der Ecole Centrale Paris
1991 – 1992	Diplomarbeit am Fraunhofer-Institut IPA Abschluß: Diplom-Ingenieur
seit 1992	Mitarbeiter der IBM Deutschland GmbH im Bereich Global Services UNIX/AIX
1996 – 1999	Berufsbegleitende Tätigkeit als wissenschaftlicher Mitarbeiter am Wilhelm-Schickard-Institut für Informatik der Universität Tübingen, Lehrstuhl für Graphisch-interaktive Systeme (WSI/GRIS, Prof. Straßer)

www.ingramcontent.com/pod-product-compliance
Lightning Source LLC
Chambersburg PA
CBHW020838210326
41598CB00019B/1946